J. COULOMB
Docteur en Médecine

AVIS AU PEUPLE

SUR LA

CONSERVATION DE LA VUE

ET SUR LES

MOYENS DE LA RÉTABLIR

MÉMOIRE INÉDIT DE PELLIER DE QUENGSY

AVEC UNE NOTICE BIOGRAPHIQUE

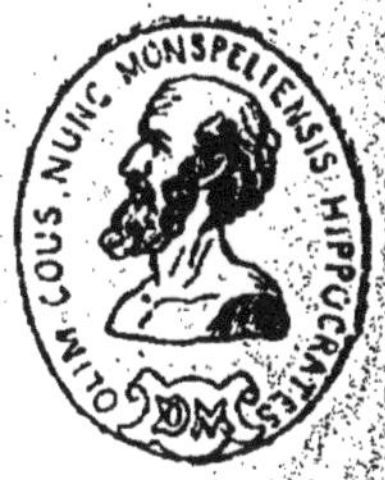

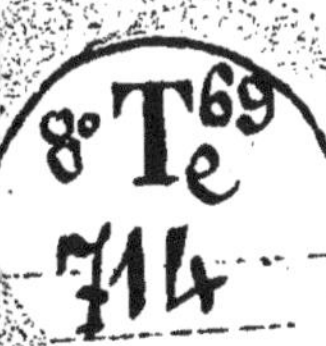

AVIS AU PEUPLE

SUR LA

CONSERVATION DE LA VUE

ET SUR LES

MOYENS DE LA RÉTABLIR

MÉMOIRE INÉDIT DE PELLIER DE QUENGSY

AVEC UNE NOTICE BIOGRAPHIQUE

PAR

J. COULOMB

DOCTEUR EN MÉDECINE

MONTPELLIER

SOCIÉTÉ ANONYME DE L'IMPRIMERIE GÉNÉRALE DU MIDI

1908

A LA MÉMOIRE DE MON PÈRE

A. COULOMB

DOCTEUR EN MÉDECINE

CHEVALIER DE LA LÉGION D'HONNEUR

PRÉSIDENT DU CONSEIL D'HYGIÈNE DU VAR

J. COULOMB

AVIS AU PEUPLE

SUR LA

CONSERVATION DE LA VUE

ET SUR LES

MOYENS DE LA RÉTABLIR

Mémoire inédit de PELLIER DE QUENGSY

AVEC NOTICE BIOGRAPHIQUE

L'ophtalmologie française a eu sa Renaissance au XVIIIme siècle; à cette époque, la pratique de cet art sort des mains des vulgaires ambulants et sera représentée par des hommes tels que : Brisseau, Maitrejan, Saint-Yves, Daviel, Janin, Pellier, Pamard, Deshais-Gendron.

Deux grandes découvertes illustrent d'ailleurs cette période : le siège de la cataracte dans le cristallin, en 1745 la découverte de la méthode d'extraction par Daviel.

Après q[illegible] Lamartinière eut fondé, à l'Ecole de chirurgie de Paris [illegible] ire d'ophtalmoïatrie pour Deshais-Gendron, [illegible] Collège des chirurgiens de Montpellier essaie à [illegible] our de créer une chaire des maladies des yeux, avec Sallet comme titulaire. Le projet ayant échoué, ce n'est qu'en 1788 que par faveur et gracieuseté royale Jean-François-Emmanuel Seneaux obtint la chaire de professeur d'ophtalmoïatrie à l'Ecole de chirurgie de Montpellier.

Il dut d'ailleurs l'abandonner bientôt, lors de la suppression des collèges et universités par décret de la Convention.

Malgré cette création, pendant plus de la moitié du siècle l'ophtalmologie montpelliéraine reste stationnaire et sans représentant illustre : en effet, en 1731, Fizes nous conte l'opération de la cataracte, faite à M. Mas, prévôt de l'église cathédrale de Montpellier, et nous dit qu'à cet effet Jean Dubois, oculiste et lithotomiste distingué, fut mandé de Nimes.

Enfin à côté des chirurgiens généraux, tels que Louis Lamorier, professeur à Saint-Côme; Benoit Méjan, professeur au Collège de chirurgie; Janin, Taylor, Jalabert, qui s'occupaient aussi d'ophtalmologie, et des ambulants aux allures très charlatanesques, tels que Andrien et Laasser, se disant oculiste de l'Electeur de Bavière, apparaît une personnalité marquante et justement célèbre, Pellier de Quengsy.

Pour notre thèse inaugurale nous retracerons, aussi fidèlement que possible, la vie de Pellier de Quengsy, et surtout nous publierons un travail (1) qu'il annonçait à ses contemporains en 1806, et qui, jusqu'à aujourd'hui, a été considéré comme perdu. Mais si nous avons eu la bonne fortune de retrouver ce manuscrit, ainsi qu'un passe-port, qui lui fut délivré le 3 octobre 1808, et sur lequel nous retrouvons son signalement, pour aller de Montpellier à Nancy, nous devons regretter que les deux premières parties de son travail aient été perdues. Toutefois un rapport fait à la Société académique des Sciences de Paris, par le citoyen Doussin-Dubreuil, docteur en médecine et membre de cette Société, que nous publierons aussi *in extenso* en tête du manuscrit, nous permettra d'avoir une idée de ce que dut être l'œuvre complète de Pellier de Quengsy.

(1) Retrouvé par M. le professeur Truc chez M. Nayral. Montpellier.

Mais avant d'aborder l'étude de notre sujet, nous tenons à remercier tous les Maîtres, qui ont été nos guides dans la carrière médicale, et nous ont fait profiter de leur expérience.

Nous sommes heureux d'avoir été l'élève de M. le docteur Barié. Le solide enseignement qu'il nous a prodigué et son inappréciable bienveillance nous empêcheront d'oublier jamais combien nous lui devons de reconnaissance.

Nous sommes redevable à M. le professeur agrégé Maygrier de nos connaissances obstétricales; qu'il reçoive ici l'hommage de notre reconnaissance.

Nous remercions M. le professeur Le Dentu, chirurgien de l'Hôtel-Dieu, dont nous avons suivi avec intérêt l'enseignement clinique au lit du malade.

Que M. le professeur Grasset, dont nous avons suivi le service à l'hôpital Suburbain, reçoive ici l'expression de notre profonde gratitude.

Remercions M. le professeur Rauzier des leçons pratiques qu'il nous fit à l'hôpital Général, et qui nous seront un guide utile dans notre pratique médicale.

Que M. le professeur Forgue et M. le professeur agrégé Jeanbrau reçoivent aussi tous nos remerciements pour la bienveillance qu'ils nous ont témoignée.

Qu'il nous soit permis de rendre ici un public hommage à M. le professeur Truc : nous le remercions de nous avoir donné le sujet de notre thèse, de nous en avoir fourni les matériaux, de l'honneur qu'il nous fait en en acceptant la présidence. Nous n'avons jamais connu les limites de sa bonté ; notre reconnaissance lui sera éternelle.

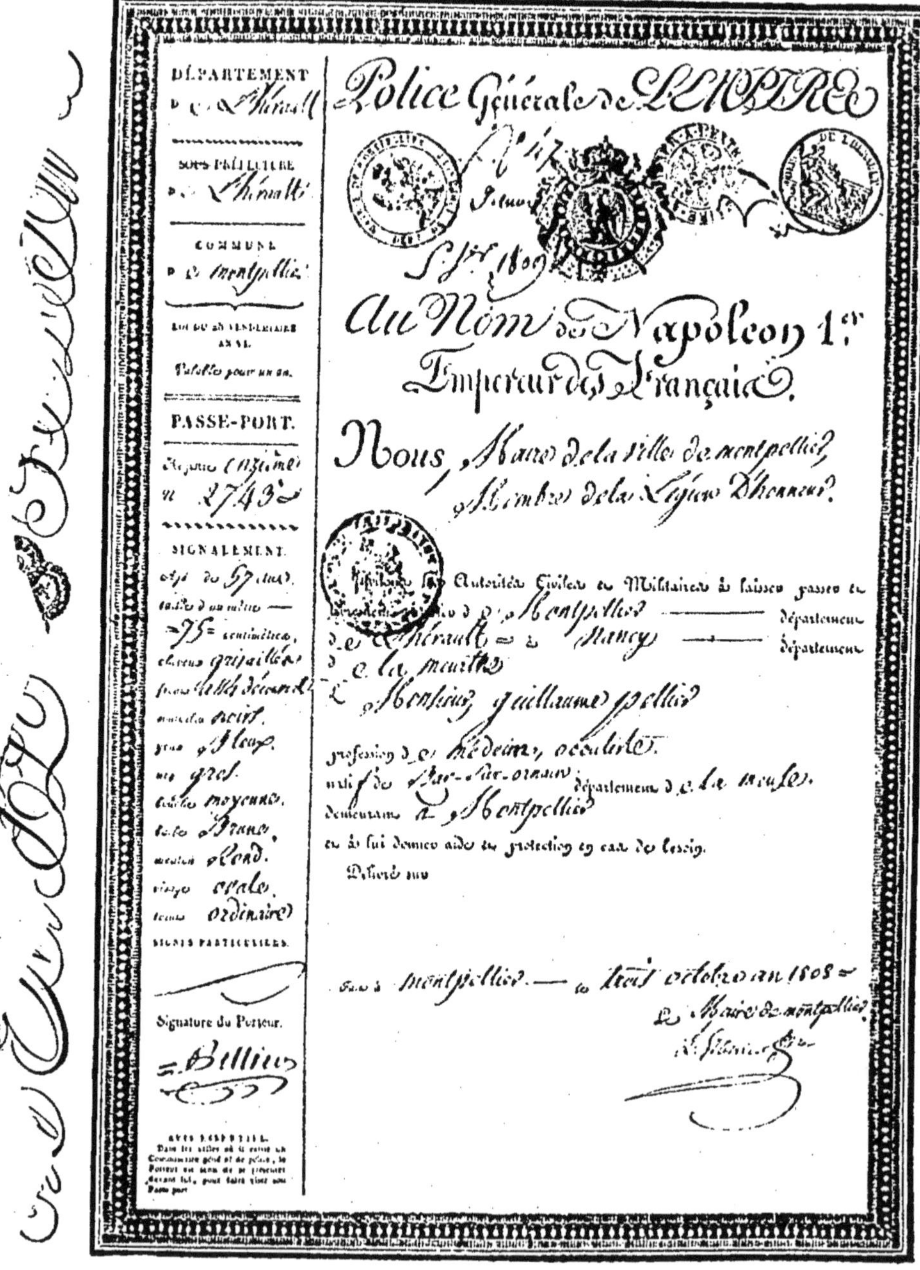

DÉPARTEMENT de l'Hérault

SOUS-PRÉFECTURE de l'Hérault

COMMUNE de Montpellier

Loi du 28 vendémiaire an VI.

Valable pour un an.

PASSE-PORT.

Registre onzième n° 2743

SIGNALEMENT.

Âgé de 57 ans
taille d'un mètre 75 centimètres
cheveux grisailles
front [illegible]
sourcils noirs
yeux bleus
nez gros
bouche moyenne
barbe blanc
menton rond
visage ovale
teint ordinaire

SIGNES PARTICULIERS.

Signature du Porteur.

Pellier

AVIS ESSENTIEL.
Dans les villes où il existe un Commissaire général de police, le Porteur est tenu de se présenter devant lui, pour faire viser son Passe-port.

Police Générale de l'Empire

N° 47

1809

Au Nom de Napoléon 1er
Empereur des Français.

Nous, Maire de la ville de Montpellier, Membre de la Légion d'Honneur,

Invitons les Autorités Civiles et Militaires à laisser passer le [illegible] de Montpellier département de l'Hérault à Nancy département de la Meurthe

le Monsieur Guillaume Pellier

profession de médecin oculiste
natif de Bar-sur-Ornain département de la Meuse
demeurant à Montpellier

et à lui donner aide et protection en cas de besoin.

Délivré sur

Fait à Montpellier le trois octobre an 1808

Le Maire de Montpellier

Guillaume Pellier de Quengsy (1) naquit en 1750-51. Il appartenait à une famille d'oculistes : son père, son premier maître, praticien de valeur, ancien maître en chirurgie, oculiste pensionné des villes de Metz et de Bar-le-Duc, associé correspondant du Collège royal de chirurgie de Nancy; son frère, Pellier fils aîné, exerça également assez longtemps à Nancy, et jouit d'une grande réputation dans les pays du Nord. Il se rendit ensuite en Angleterre où le succès de ses opérations lui fit une gloire telle qu'en 17[illegible] les officiers municipaux de la ville d'Aberdeen le dé[illegible]-rent du diplôme de bourgeois, pour avoir rendu la v[illegible] à une infinité de malheureux aveugles. Aussi, dans ses ouvrages, Pellier de Quengsy citera-t-il les procédés spéciaux laissés par son père et son frère.

Avec de tels exemples, Guillaume devait naturellement orienter ses études vers la médecine; nous ignorons quelle fut la Faculté qui lui délivra le diplôme de docteur, mais en 1772 nous le trouvons la main à l'œuvre.

Pendant les premières années de sa vie, cherchant sa place, il voyage dans les différentes grandes villes de France; il est à Auxerre en juillet 1772, à Langres en avril-mai 1773, à Avallon en juillet, à Thonon de Savoie en octobre. En janvier 1774, il est à Verdun, en février à Varennes et Sainte-Ménéhould; le 20 mai, il opère à Angoulême. De là il va à Valenciennes. En juin il est à Bruxelles, en juillet à Noyon, en août à Beauvais, en septembre à Chartres, en novembre

(1) H. Truc et P. Pansier; Histoire de l'ophtalmologie à l'Ecole de Montpellier du XIIe au XXe siècle.

à Evreux, enfin à Toulouse, où il se fixe pour quelque temps, pensionné par la ville. En février suivant, il va à Reims, à Poitiers, revient à Toulouse, et fait de nombreux voyages à Agen et Bordeaux.

C'est en 1776 qu'il se fixa à Montpellier, qu'il ne doit plus quitter, sauf pour des absences professionnelles; en effet, il va en consultation à Marseille, à Luchon, à Nîmes, à Toulouse, au Puy.

En 1781, est-ce à cause de la mort de son père, à Metz, — il nous a été impossible de l'établir — qu'il fit un grand voyage de plusieurs mois; nous le retrouvons cette année-là en mai à Avignon, Valence, puis Dijon, Besançon, Varennes, en juin à Colmar et Strasbourg, et ce n'est qu'en novembre qu'il rentre à Montpellier, où il avait été nommé, l'année précédente, oculiste breveté de la Ville.

Dès lors, il est l'oculiste en titre de Montpellier, mais il a à lutter beaucoup, et surtout contre Gleize, qui avait pris le titre d'oculiste résidant à Montpellier. Nous publions sa protestation, parue dans le *Courrier d'Avignon* du 27 juillet 1779 :

« Certaines personnes, dans le dessein de s'attirer la confiance du public par un titre imposant, se disent oculiste résidant à Montpellier, quoique cela soit faux. En conséquence nous croyons devoir aviser le public que le docteur Pellier de Quengsy fils, célèbre par le succès de ses opérations dans les principales villes du royaume, est le seul oculiste breveté en la ville de Montpellier, où il réside. Ce brevet lui a été accordé depuis peu en récompense de ses talents.

Cet oculiste vient de rendre la vue à l'épouse du sieur Lemoux, ancien limonadier, c'est dans sa maison près des Pénitents bleus, qu'il a établi un bureau ouvert tous les matins seulement, pour le débit d'un onguent de sa composition, qui guérit radicalement les inflammations des yeux, et d'une liqueur ophtalmique qui dissipe les taches et fortifie la vue. »

Il avait d'ailleurs affaire à forte partie : Gleize publiait en effet dans la même feuille le succès de ses opérations avec force détails, et il s'y réclamait même de certaines pommades de sa composition « pour la faiblesse de la vue et les fluxions les plus invétérées, pour fondre les taches des yeux, et les prévenir même, dans le temps de la petite vérole ».

En 1782, en août, le *Courrier d'Avignon* nous annonce la publication de son premier ouvrage : *Recueil de mémoires et observations sur les yeux.*

« Il va paraître un ouvrage de pratique sur toutes les maladies des yeux, contenant 500 pages environ, in-8°, très utile sans être médecin, ni chirurgien.

La souscription vient d'en être prolongée en faveur des étrangers, jusqu'au courant d'octobre prochain, où la livraison s'en fera sans faute. Le prix est de 4 livres et 6 livres hors la souscription. »

Pendant la tourmente révolutionnaire nous perdons la trace de Pellier de Quengsy; mais ce qui est à noter, c'est que, dans ses autographes postérieurs à cette époque, il supprime de Quengsy et signe seulement Pellier.

En février 1799, nous le retrouvons parmi les membres fondateurs de la Société de médecine pratique de Montpellier. Serait-ce à ce titre que, lors d'un voyage à Paris, il sollicitait une audience du Grand Chancelier de la Légion d'honneur, en vue probablement d'obtenir la croix. Voici la convocation qui lui fut adressée, et que nous avons retrouvée manuscrite :

LÉGION D'HONNEUR

Paris, le 7 janvier 1788.

« Son Excellence le Grand Chancelier aura l'honneur de recevoir Monsieur Pellier demain mardi 10 janvier, à 11 heures, au palais de la Légion, rue de Lille. Il a l'honneur de le saluer. »

Dans la liste des membres de cette même Société, de 1810 et de 1822, il est porté comme médecin oculiste. Il en est président d'âge et à ce titre signe les procès-verbaux des séances.

Il meurt le 21 novembre 1835, à l'âge de 84 ans. Son acte de décès est laconique :

« 1835, 21 novembre. Acte de décès de Guillaume Pellier, propriétaire, décédé aujourd'hui à 5 heures et demie du matin, dans sa maison faubourg de Lattes... âgé de 84 ans environ, veuf de Henriette-Julie Boyer, sans autre renseignement. Déclaration à nous faite par M. E. Michel, propriétaire, et Etienne G.-E. Mayral, sous-lieutenant d'infanterie. »

Si pendant ses premières années, Pellier de Quengsy a eu une vie nomade et tourmentée; si lors de son installation à Montpellier il a eu à lutter contre une concurrence souvent méchante et injuste, Gleize ne lui reprochait-il pas de n'admettre pour la cataracte que l'extraction, « sans doute parce que sa main n'est habituée qu'à cette opération », son activité, son énergie et l'ampleur de son intelligence lui ont permis de travailler, de produire, et de nous laisser des œuvres fortement pensées, où presque toutes les phrases révèlent une expérience, une dextérité et surtout un esprit d'initiative qu'il faut vraiment admirer.

3e DIVISION.

BUREAU des hospices

RÉPONSE à —
Lettre d —

ENREGISTRÉE à l'arrivée, N.° 69, H.

ENREGISTREMENT du Départ

F.° 70

relative à [illegible] d'école de médecine de Montpellier.

Liberté. Égalité.

Paris, le 25 Brumaire an 10 de la République française, une et indivisible.

Le Ministre de l'Intérieur,

Au Citoyen Pellier Médecin oculiste à Montpellier.

J'ai reçu, citoyen, le projet que vous m'avez transmis pour la formation, dans les quatre écoles de médecine, de cours spécialement consacrés à l'enseignement des maladies et des opérations des yeux. Je vous préviens que vous devez vous adresser pour cet objet à l'école de Médecine de Montpellier pour qu'elle me donne son avis sur votre proposition si elle la juge utile aux progrès de l'art.

Le Chef de la 2e Division
J.A. Barbier-Neuville

Je vous salue
Chaptal

Nous avons de Pellier :

1° *Observation sur l'extraction d'une cataracte singulière.* Journal de Médecine, chirurgie et pharmacie. 1774.

2° *Mémoire sur la cataracte.* Montpellier et Avignon. 1777.

3° *Recueil de mémoires et observations sur l'œil.* Montpellier. 1783. Traduit en allemand, Leipzig. 1789.

4° *Cours d'opérations sur les yeux.* Paris et Montpellier. 1787.

5° *Observation sur l'utilité de l'artériotomie dans l'amaurosis ou goutte-sereine provenant d'un engorgement sanguin.* Journal de Médecine de Montpellier. 1803.

6° *Mémoire sur la conservation de la vue.*

7° *Sur l'utilité du séton appliqué à l'œil affecté de maladies graves réputées incurables.*

A partir de 1806, Pellier s'intitule ancien professeur de maladies des yeux. Il ne peut avoir enseigné qu'à Montpellier : en 1780, lorsque la Faculté, pour lutter sans doute contre la vogue du Collège de chirurgie, remit en honneur les diplômes de médecin-chirurgien, n'opposa-t-elle pas Pellier, qui était docteur en médecine, à Seneaux, simple chirurgien, et ne lui ouvrit-elle pas ses portes pour enseigner l'ophtalmologie? Toutefois, par une réponse du ministre de l'Intérieur, à la date du 25 brumaire an X, que nous avons fait clicher, nous savons qu'il avait sollicité une chaire des maladies des yeux.

Plus tard, nous trouvons dans l'*Histoire et mémoires de la Société de Médecine pratique de Montpellier*, 1806, l'annonce d'un cours de clinique des maladies des yeux par Pellier :

« Les maladies des yeux constituent une partie très importante et trop peu fréquemment enseignée de l'histoire des maladies; aussi un petit nombre d'hommes de l'art en connait seulement la théorie et la pratique. Pour répandre leur doctrine, M. Guillaume Pellier, dont les talents et les écrits sur tout ce qui concerne les maladies des yeux, sont connus, ouvrira un cours clinique sur cette branche de la nosologie. Aux préleçons sur les maladies des yeux, il joindra les opérations que nécessitent ces maladies et il les fera pratiquer par ceux qui désireraient en acquérir l'habitude, ou s'y perfectionner. MM. les élèves en médecine et chirurgie doivent d'autant plus profiter des avantages que leur promet un pareil cours, que M. Pellier se propose de faire suivre les démonstrations orales du manuel sur les opérations. Le lieu et l'heure de ce cours seront indiqués dans un avis ultérieur. Son ouverture est néanmoins fixée à la rentrée des exercices de l'Ecole impériale de Médecine de Montpellier. »

L'ensemble de l'enseignement et des idées de Pellier se résume en deux ouvrages : le premier, paru en 1783, se compose d'un *Recueil de mémoires et d'observations*; le second, imprimé à Paris et à Montpellier, a pour titre : *Cours d'opération sur les yeux*, avec planches gravées et portrait de l'auteur.

Ses ouvrages, écrits avec une parfaite clarté, enrichis d'une centaine de figures originales, montrant l'arsenal opératoire de l'époque, munis de nombreuses observations détaillées, nous donnent le meilleur tableau d'ensemble que nous ayons de l'oculistique de la seconde moitié du XVIIIme siècle. On saisit bien dans ses leçons pratiques, qui embrassent toutes les opérations sur les yeux et leurs annexes, l'évolution de cette chirurgie vers celle de nos jours. Elle a avec elle sur bien des points des ressemblances et des identités éclatantes.

Pellier débute en exposant l'anatomie de l'œil. Cette anatomie est entachée d'une partie des erreurs scientifiques de l'époque. Mais ce n'est pas en anatomie qu'il faut chercher la supériorité de Pellier, c'est comme clinicien expert, chirurgien sûr, qu'il nous faut l'admirer.

Sur l'appareil lacrymal il a des théories particulières : une partie des larmes provient de l'humeur aqueuse et transsude à travers la cornée; aussi, consulté un jour par un chevalier, atteint d'une affection lacrymale rebelle, qui voulait se faire extirper la glande, Pellier refusa de faire cette opération, car « pour faire cesser le larmoiement, c'est tout l'œil qu'il aurait fallu enlever, puisque les larmes sont sécrétées par l'œil ».

Il est plus précis sur le rôle de la rétine et de la choroïde : « Le seul usage de la choroïde est de contenir les parties principales de la vision et d'absorber la trop grande quantité des rayons visuels. L'usage de la rétine est de recevoir l'impression des objets lumineux et par l'agitation de la lumière sur les fibres nerveuses, les idées des objets qui sont peints sur elle, étant transmises au cerveau, sont excitées dans l'âme. »

Dans les conjonctivites, il est partisan des lavages abondants, surtout à l'eau minérale (Euzet, Balaruc), et recommande de ne pas bander l'œil, mais de le protéger seulement par la compresse « voltigeante » de taffetas noir ou vert.

Pellier pratique dans les affections de la conjonctive les scarifications, et comme traitement médical il emploie son opiat, sa pierre verte, l'eau de Goulard, l'eau Divine.

Il fait l'excision simple dans le ptérygion; il mouchette avec le scarificateur les granulations au second degré, ou les enlève avec la pointe des ciseaux.

Pellier définit l'ophtalmie : une plénitude, une extension, ou changement contre-naturel du contenu des artères sanguines et lymphatiques, dans quelques-unes ou dans toutes les parties du globe. »

Pellier emploie son opiat ophtalmique dans les affections

de la cornée. Il fait la ponction dans les ulcères à hypopyon. Dans le staphylome il résèque aux ciseaux, et obtient la guérison sans sutures par des pansements compressifs.

Il propose de remplacer la cornée opaque enlevée par un disque de verre, de grandeur proportionnée, concave en dedans, convexe en dehors, « inséré dans un petit cercle d'argent très mince et bien poli de même qu'un verre de lunette est fixé dans un châssis ».

Nous allons maintenant suivre Pellier dans ses remarquables travaux sur la cataracte. Il est, en effet, un des contemporains de Daviel qui ont le plus contribué à établir définitivement la suprématie de l'extraction sur l'abaissement. Cependant il ne condamne pas absolument ce procédé, il l'emploie quelquefois.

Il a exposé à la Société des sciences de Montpellier en 1777 ainsi sa méthode de l'extraction. Après avoir fait maintenir les paupières et fixer l'œil, il prend son ophtalmotome : « je le porte un peu obliquement, à peu près comme une plume à écrire, à une demi-ligne du plexus ciliaire. Pénétré dans la chambre intérieure, j'incline un peu le poignet du côté du petit angle afin d'éloigner la pointe de mon instrument de l'uvée, et passant au delà de la chambre postérieure jusque sur la cristalloïde, je l'incise vers sa partie inférieure autant qu'il m'est possible, en conduisant la pointe de mon ophtalmotome jusqu'à l'autre bord de la cornée. La cornée percée de part en part, je continue de pousser mon instrument du côté du grand angle jusqu'à ce que la section de cette tunique soit finie. L'incision faite, je comprime légèrement le globe de l'œil vers sa partie supérieure, avec le plat de la pointe de mon instrument, et j'en fais autant avec le doigt indicateur de l'autre main vers sa partie inférieure; par ce moyen, je viens bientôt à bout d'extraire la cataracte sans le moindre accident. Souvent aussi j'emporte la cataracte au bout de la pointe de mon ophtalmotome en lui faisant présenter son biseau au travers de la prunelle. »

Cusson et Broussonnet furent chargés par la Société des sciences d'analyser ce mémoire. Ils prodiguèrent beaucoup d'éloges à Pellier, mais conclurent au rejet de sa méthode. Cusson était un adepte de l'abaissement, et le corps médical de Montpellier possédait alors peu de partisans de l'extraction.

Quant à l'incision, Pellier la faisait en bas, ce n'est que dix ans plus tard qu'il parle d'incision en haut. Pour les cataractes molles ou laiteuses, il la réduit beaucoup et ne lui donne qu'un tiers de la cornée.

Dans la cataracte secondaire il arrache la membrane avec une petite pince à ressort. Dans la capsule lenticulaire, après avoir extrait le cristallin, il enlève la capsule avec la pince. Quand celle-ci est trop épaisse, il la saisit avec la pincette et entraîne ainsi fréquemment le cristallin inclus dans son enveloppe.

Dans les hernies de l'iris consécutives aux ulcères cornéens, il réduit la hernie en agrandissant même si c'est nécessaire la brèche cornéenne pour pouvoir refouler l'ectasie. Il note le cas d'une hernie irréductible qui fut réduite faiblement après l'application d'une sangsue.

Dans les tumeurs de l'œil, il fait l'énucléation. Il évacue une partie des humeurs de l'œil, puis avec un bistouri il détache le globe de ses attaches musculaires et conjonctivales, il porte ensuite des ciseaux courbes au fond de l'orbite et sectionne le nerf optique.

A l'égard de la dacryocystite, Pellier est très éclectique, il emploie la mèche de Méjan, les lavages d'Anel à l'eau minérale ou à l'eau céleste, la canule à demeure introduite dans la fistule; mais il repousse la cautérisation des points lacrymaux pour amener leur imperméabilité.

Il lui arrive aussi de traiter médicalement la cataracte, mais seulement dans les cas tout à fait au début. Il considère les cas de cataracte formée, cités par Sauvages, et guéris par la jusquiame, comme des erreurs d'observation.

Mais Pellier ne se contentait pas d'écrire pour l'instruction des hommes de l'art et des étudiants; il publia en 1806 un mémoire sur la conservation de la vue, à l'usage des gens du monde. Il prend l'enfant à sa naissance et expose l'hygiène de la vue spéciale à chaque âge. Enfin il donne quelques conseils sur les avantages des verres concaves et convexes.

Dans son opuscule sur le séton appliqué à l'œil même, il publie plusieurs observations de leucomes, traités de la façon suivante : il plongeait une petite aiguille à suture aplatie, et munie d'un fil assez long dans les environs du limbe, mais en restant dans la cornée. Le fil est laissé en place pendant plusieurs semaines et de temps en temps, tiraillé et oint de baume d'Arcéus. Il déclare que certaines cornées avec leucome presque complet se sont notablement éclaircies par ce moyen.

Enfin dans son mémoire sur l'artériotomie dans l'amaurose, Pellier raconte comment il fut mis sur la voie de cette opération par un simple accident. Ensuite il pratiqua l'ouverture de la temporale chez un amaurotique des deux yeux, qui put retourner dans son pays parfaitement guéri. Dès lors il étendit ce traitement à toutes les affections provenant d'un engorgement sanguin.

Tel est l'ensemble de l'œuvre de Pellier de Quensy. Ses ouvrages, rédigés avant tout pour les étudiants, et composés du fruit de ses leçons périodiques nous montrent quels durent être la lucidité et le côté pratique de son enseignement.

Comme presque tous les oculistes de son époque, il insiste peut-être avec trop de complaisance sur les beaux résultats thérapeutiques et opératoires qu'il a obtenus, mais avec Pellier on est déjà en présence d'un véritable moderne et d'un remarquable tempérament d'oculiste spécialisé.

SOCIÉTÉ ACADÉMIQUE DES SCIENCES DE PARIS

Séance au Palais National des Sciences et Arts

RAPPORT fait le 12 nivose an dix par le citoyen Doussin-Dubreuil, docteur en médecine et membre de cette Société sur un manuscrit du citoyen Guillaume Pellier fils, médecin oculiste de Mont-Pellier, membre correspondant de la Société académique des Sciences et de plusieurs autres Sociétés savantes, auteur de l'ouvrage ayant pour titre : *Avis au peuple sur la conservation de la vüe et sur les moyens de la rétablir*, etc.

Citoyens,

Jaloux de répondre à la confiance dont vous nous avez honoré les citoyens Double, Tourlet et moi, en nous chargeant de vous rendre compte de l'ouvragé manuscrit sous le titre d'*Avis au Peuple, etc.*, nous l'avons lu avec toute l'attention dont nous étions susceptibles. Témoins des expériences et opérations relatives à la théorie qu'il renferme, nous allons mettre sous vos yeux ce qui nous a paru pouvoir fixer plus particulièrement votre attention.

Le citoyen Pellier prend l'homme à sa naissance et prescrit les moyens de conserver la vue jusqu'à la vieillesse la plus reculée. Il signale, entre autres précautions, celle d'accoutumer par degré les enfants du premier âge à jouir des bienfaits de l'air et de la lumière, de façonner pour ainsi dire, l'organe de la vue naissante en lui ménageant progressivement la distribution du jour et des couleurs qui doivent le frapper; il décrit jusqu'à la manière de couvrir, de nourrir l'enfant, de placer son berceau, et sa méthode s'accorde avec les lois de la nature et les principes de la physiologie médicale.

Quoique l'auteur préfère l'inoculation de la vaccine à celle du virus variolique, et qu'il regarde comme certains les faits attestés par l'*immense majorité des hommes de l'art*, il conseille, cependant, aux parens que des préjugés éloigneraient encore de l'usage de ce préservatif, de prévenir au moins l'éruption variolique par la méthode ancienne et en suivant les conseils des praticiens.

On ne doit, selon lui, occupper qu'avec la plus grande circonspection les enfans impubers à des ouvrages qui demandent une application trop forte ou trop continue principalement le soir, et lorsqu'il faut travailler à l'aide d'une lumiere artificielle.

Il a soin aussi de prévenir les jeunes gens des dangers qui menacent leur vue et qu'aggravent les excès de tous genres, les jouissances prématurées, et pardessus tout le libertinage solitaire; il fait voir qu'à une époque où la nature a besoin d'employer toutes ses richesses au développement des organes, la déperdition des sucs nourriciers affaiblirait le cerveau et par conséquent les nerfs optiques qui, comme les autres nerfs, lui doivent la vie et l'origine.

Les conseils qu'il destine à l'âge mûr et à chaque profession que l'homme embrasse à cet âge, fournissent des détails non moins intéressans, et enfin les avis qui concernent les diverses époques de la vieillesse nous ont singulierement frappé par leur nouveauté, leur justesse, et l'étendue que leur donne l'auteur à cette occasion. Il retrace toutes les espèces de vues ainsi que leurs défauts, il passe aux moyens de remédier à ceux-ci (quelque variés qu'ils soient), par le secours des lunettes dont personne avant lui n'avait bien établi la théorie; théorie que l'auteur de cet ouvrage a sçu rendre curieuse, profonde, et conforme aux regles de l'optique. Toutes les classes de lecteurs que ce livre intéresse peuvent aisément s'instruire elles-mêmes, choisir les especes de lunettes qui leur conviennent et en mesurer le foyer. Tel est le précis de la première partie de cet *Avis au Peuple, etc.*

Les deux autres contenant la description de toutes les maladies de l'œil et les remèdes analogues à chacune d'elles sont encore moins susceptibles d'analyse. Le citoyen Pellier envisage séparément les maladies du globe de l'œil et celles des paupieres. Dans les deux sous-divisions viennent se ranger toutes les affections dépendantes de l'une ou de l'autre de ces parties organiques ou des deux prises conjointement; toutes ces descriptions sont non seulement plus étendues et plus exactes que dans tout autre ouvrage mais plus riches en faits et en observations rares. Les bornes que nous avons cru devoir nous prescrire dans ce raport ne nous permettent pas de suivre les détails dont on ne sent bien le prix qu'en les lisant et en les comparant ensemble comme nous l'avons fait. Nous remarquons seulement ici que l'auteur préfère, à juste titre, l'extraction de la cataracte à son abaissement, et qu'il présente les raisons les plus décisives pour exclure de la pratique ce dernier mode d'opération. En conséquence vos commissaires vous proposent la mention honorable de cet ouvrage au procès-verbal de la séance de ce jour, et sa proclamation à la première séance publique qui suivra son impression.

Pour copie conforme à l'original déposé aux archives, délivré le 27 ventôse an X,

Duplessy,
secrétaire perpétuel.

Cossigur.
président.

AVIS AU PEUPLE

Sur la conservation de la vûe, et sur les moyens de la rétablir soi-même lorsqu'elle est altérée, et qu'on se trouve éloigné des secours des personnes de l'art,

PAR M. GUILLAUME PELLIER, FILS

Médecin oculiste de Montpellier et de Toulouse, cy-devant Bréveté du Roy, Membre de la Société Académique des Sciences de Paris, de l'Athénée des Arts et de celle des Inventions et Découvertes de la même ville, Membre titulaire de la Société de Médecine pratique de Montpellier et de plusieurs autres Sociétés savantes.

O visus tu maximum hominibus bonum.

TROISIÈME PARTIE

DES MALADIES DU GLOBE DE L'ŒIL

Les maladies de l'œil sont si nombreuses et leurs variations présentent des phénomènes si compliqués qu'on ne peut mettre trop de précision à les définir, et à fixer leurs espèces. Pour faire la description de chacune d'elles sans trop fatiguer l'esprit du lecteur, nous avons pris soin de les raprocher de leurs causes et de désigner le siège qu'elles occupent. Les symptômes qui les accompagnent seront ensuite décrits avec cette vérité qui rendra toute méprise impossible. Et comme nous nous sommes imposés la loi de les décrire avec la plus grande exactitude, nous croyons devoir le faire en suivant l'ordre anatomique de chacune des parties qui constituent cet organe comme nous l'avons fait dans notre seconde partie en parlant des affections des paupières. Ainsi pour nous rendre précis, clair et intelligible, nous en formerons plusieurs sections qui seront encore divisées en divers articles, afin d'éviter la confusion.

SECTION I

Des maladies de la conjonctive de l'œil et de l'Albuginée

La conjonctive de l'œil est cette membrane qui s'aperçoit d'abord, et qui forme la surface blanchâtre de cet organe. Son extrême délicatesse la rend plus susceptible de s'affecter qu'aucune autre partie de cet organe; en effet la maladie la plus commune à laquelle cette tunique est la plus exposée, c'est à l'inflammation; et si on la néglige dans son principe, ou qu'elle soit mal traitée, elle se communique bientôt à l'albuginée à cause de son contact immédiat, puisque cette tunique est immédiatement placée sous cette prémière. Alors cette affection devient opiniâtre, rebelle et souvent même périodique. Bien plus elle se propage à la conjonctive des paupieres et même aux autres parties qui lui sont contigües, et si on n'y remédie promptement et avec éfficacité, il y survient des pustules sur la surface de la conjonctive de l'œil, et à la suite de celles-cy, de petits ulcères, abscès; quelque fois même cette tunique se boursoufle, et rend cet état encore plus facheux que les précédens; si l'on n'y aporte des secours actifs et accélérés, la perte de la vüe devient inévitable. Il nait aussi quelque fois sur la conjonctive de l'œil à la suite des inflammations périodiques, de petites éxcroissances qui, si l'on n'y fait attention, augmentent insensiblement de volume et peuvent également abolir la vüe, ou bien désorganiser en tout ou en partie le globe de l'œil.

Détaillons maintenant toutes ces sortes d'affections avec leurs symptômes et leur traitement consécutif.

Article premier

De l'Inflammation de l'œil

Cette maladie est la plus fréquente qui arrive à l'œil; on la désigne aussi sous les noms de fluxions ou d'ophtalmie. On entend par ces mots une plénitude, extension ou changement contre nature du contenu des vaisseaux sanguins et lymphatiques dans quelques-unes ou dans toutes les parties de la conjonctive de l'œil et de la membrane albuginée qui se communique même dans le contenu des artères sanguines et lymphatiques de la conjonctive des paupieres. A ces symptômes se joint un larmoyement plus ou moins considérable qui est accompagné de douleurs, chaleurs, picotemens, d'élancement avec plus ou moins de difficulté à suporter la lumière soit naturelle, soit artificielle, et même les objets reluisans et de haute couleur tels que le rouge et le blanc.

Comme cette affection est la plus à craindre, et que le traitement qu'on a généralement adopté pour la guérir, ne me paroit point fondé d'après la plus saine pratique, je veux parler des topiques émolliens que l'on employe chaque jour et que l'on préconise tandis que la théorie les désaprouve. Parmi plusieurs faits de pratique que je pourrois fournir pour en démontrer l'insufisance, je dirai plus les dangers, surtout dans le principe de cette maladie, je me restreindrai à un certain nombre que j'aurois pû multiplier à l'infini, mais avant de les raporter, voici sur quoi est fondé mon raisonnement.

Dans l'inflammation de l'œil, les vaisseaux de cet organe

sont plus ou moins remplis de sang relativement à son dégré d'intensité, c'est une vérité reconnüe de tous les praticiens, alors les malades ressentent plus ou moins de douleurs accompagnées de chaleur, picotemens et de pésanteür, etc. Outre cela il y a une altération dans la qualité et une augmentation ou diminution dans la quantité du suc lacrymal. Cela posé, que peut-il résulter de l'aplication des remèdes emolliens? n'est-il pas évident que les tuniques qui en seront humectées, ne se relachent d'avantage, que le calibre des vaisseaux ne se distende beaucoup plus, et qu'enfin le sang ne s'y porte avec plus de force. Or que doit-on espérer de l'effet de pareils remèdes, si ce n'est une inflammation bien plus grande et souvent l'extinction de la vüe? Tel est le langage que j'ai tenu à la page 438 de mon *Recueil sur les maladies des yeux*, etc., en parlant de l'ophtalmie, et que je ne cesserai de répéter par les insuccés que j'ai été à même d'en voir mainte fois dans une pratique de plus de 30 ans, et que nous ne craignons nullement pas l'usage de ceux que nous allons consigner, puisque leurs effèts produisent le contraire de ceux que l'on a coutume de se servir, puisqu'ils resserrent et crispent, si je puis parler ainsi, le calibre dès vaisseaux, et par là seul, forçent le sang de rétrograder, de rentrer dans le torrent de la circulation et de reprendre son cours ordinaire en l'aidant par le concours des remèdes internes, lorsque la cause qui la détermine l'éxige.

Cependant que l'on ne s'imagine pas que nous éxcluons entièrement de la pratique les topiques émolliens, car il est certain cas ou il convient de les employer, à la vérité, ils sont en petit nombre, et c'est à la sagacité du Médecin et du Chirurgien de les aprécier dans les différentes éspèces d'ophtalmie, comme aussi de ramèner la Nature dans ses limites, lorsqu'elle s'en est écartée par des causes accidentelles, sans les contrarier par diverses aplications que l'on croit immanquables, tandis qu'elles augmentent plutôt le mal que de le détruire, c'est ce que je prouverai par des faits authentiques.

La distinction de cette maladie étant donc la base la plus assurée pour en porter son dianostic et son pronostic, nous allons présenter au lecteur les signes caractéristiques dans le plus grand jour et avec ordre, ensuite nous en indiquerons les vrais moyens curatifs, et nous désignerons en même tems les cas ou il convient d'employer plutôt les uns que les autres.

D'après ces considérations nous diviserons l'Ophtalmie en dix éspèces.

La première se manifeste par une simple rougeur qui s'aperçoit sur quelques points de la conjonctive de l'œil avec une sensation peu douloureuse.

La seconde se remarque par une plénitude et un changement contre nature des vaisseaux sanguins et lymphatiques dans quelques unes des parties des membranes conjonctive de l'œil et de l'albuginée, accompagnée d'une altération légère et d'une augmentation du suc lacrymal qui procure aux malades un léger larmoyement involontaire. A cela est joint une légère sensation de douleurs dans le dégré ordinaire de la lumière avec un certain dégré de chaleur.

La troisieme se reconnoit par un pareil changement dans toutes les parties de l'albuginée, et même de celle des paupieres avec une sensation beaucoup plus douloureuse que dans les cas précédens, et une plus grande difficulté à suporter la lumière soit naturelle, soit artificielle, accompagnée de pésanteur et d'une altération dans les glandes qui concourrent à la formation de la lymphe lacrymale, ce qui cause en même tems un larmoyement continuel et involontaire aux malades.

La quatrieme éspèce se distingue par un changement contre nature du contenu des vaisseaux sanguins et lymphatiques dans plusieurs points de la tunique albuginée et de la conjonctive de l'œil avec une altération dans la qualité et une dimiution du suc lacrymal accompagnée de demangeaisons, picotemens, et une vision imparfaite.

La cinquième se montre par une rougeur plus marquée que dans la précédente, et l'on y voit de plus plusieurs vaisseaux sanguins qui se communiquent de tous côtés dans les premiers feuillets de la cornée transparente qui se terminent vers son milieu et vont aboutir jusques dans les tuniques internes de cet orgâne. Dans ce cas la vüe est encore plus obscurcie que dans les cas antécédens, et les malades y ressentent des douleurs bien plus sensibles.

La sixième éspèce paroit à peu près sous la même forme, mais on y remarque de plus sur un des points de la cornée transparente et quelquefois sur la sclérotique un abscès, de petites pustules, un ulcère ou un petit trou fistuleux, mais le plus communément sur cette prémiere tunique, et il en découle sans cesse une matiere chassieuse qui occasionne le collement des paupieres surtout pendant le sommeil.

La septieme ressemble à peu de chose près à ces dernières, à l'éxception que le globe de l'œil est encore plus rouge, et qu'au lieu des autres affections qui l'accompagnent, c'est un dépôt en forme semi-lunaire que l'on voit au bas de la cornée transparente qui paroit d'abord rougeatre, ensuite devient blanchâtre lorsque cette maladie a été négligée ou mal soignée. En pareil cas les malades ressentent des douleurs très vives et lancinantes avec perte de la vüe. C'est en raison de ce dernier symptôme que cette maladie a été surnommée *hypopyon* par divers auteurs.

La huitieme éspèce d'ophtalmie succède ordinairement à cette derniere, et a été apelée *chemosis*. Il est facile de la distinguer des autres par la rougeur, la tension et le gonflement éxtraordinaire de la conjonctive de l'œil et de celle des paupieres qui forme un bourlet par son renversement en dehors. Ajoutons à cela la cornée transparente qui semble comme enfonçée; tantôt elle se trouve blanchâtre, et tantôt elle conserve sa lucidité naturelle. Cette derniere est la plus facheuse de toutes, et si l'on y aporte des secours prompts avant que la cornée n'ait perdu sa transparence, l'œil devient sans ressource et tombe dans une fonte totale par la supuration.

La neuvieme enfin consiste dans un changement contre nature des artères sanguines et lymphatiques de l'uvée, de la choroïde et de la rétine. Cette ophtalmie est interne, et l'on ne s'en aperçoit que par un léger changement dans les vaisseaux de la conjonctive, puisque le globe de l'œil ne paroit presque point malade. Les symptômes qui l'accompagnent sont une douleur sourde que les malades ressentent au fond de cet orgâne avec une difficulté éxtrême a pouvoir distinguer les objets, et notamment ceux qui sont éclairés, reluisans, ou de haute couleur; ajoutons la prunelle qui ne conserve plus son diamêtre naturel, mais elle est très resserrée et l'uvée est comme rougeatre. Quoiqùe cette derniere éspèce ne paroisse point à craindre, elle n'est pas moins aussi facheuse que ces dernieres, puisqu'elle entraine souvent après elle le *Glaucôme*, la *Cataracte*, ou la *Goutte-sereine*, si on l'abandonne aux soins de la Nature, c'est ce que j'ai vû fréquemment dans le cours de ma Pratique.

On peut encore ranger dans la classe des Ophtalmies, celle qui ressemble à une vraie *echimose*, ou meurtrissure autour de la cornée transparente sur une partie de la conjonctive de l'œil, et quelque fois sur toute la surface qui paroit livide. Cette dixieme et derniere éspèce d'ophtalmie est ordinairement produite par une infiltration de sang dans les vaisseaux lymphatiques de la conjonctive et de l'albuginée, ou par une éspèce d'éxtravaison sanguinolente dans ces mêmes membranes. En pareil cas l'uvée n'est nullement altérée, ni les autres parties qui organisent l'œil, et les malades n'y ressentent aucune douleur. La cause de cette éspèce d'ophtalmie est assez difficile à assigner; car tous ceux que j'ai vû atteints de cette affection jouissoient de la meilleure santé, et ignoraient absolument ce qui pouvoit l'avoir engendrée. Ainsi l'on doit croire que l'influence de l'air y a plus de part que toute autre chose, puisque le plus souvent elle se guérit d'elle même sans y rien faire; c'est ce que je prouverai.

Si je me suis étendu sur les éspêces d'Ophtalmie comme je l'ai fait c'est afin d'en donner une définition éxacte et circonstanciée pour empêcher d'érrer sur les moyens curatifs.

Pour ce qui concerne l'Ophtalmie qui attaque ensemble le Globe de l'œil et les paupieres, je n'en parlerai point ici, je me réserve de le faire dans ma quatrieme et derniere partie.

Les causes de l'ophtalmie sont internes ou éxternes. Les internes sont en général celles qui viennent de quelques supressions sanguines, de la métastase de quelques humeurs érésipélateuse, dartreuses, galleuses, ulcéreuses, rhumatismales et goutteuses. Elle peut aussi produire à la suite d'un vice scrophuleux, scorbutique, vénérien et surtout à la suite de la rougeole ou de la petite vérole qui n'a pas assez flué.

Cette affection peut être aussi une suite des maladies fievreuses, vermineuses, ou être causée par un mauvais lévain sur l'estomach.

Nous pouvons encore raporter à ces causes, celles qui viennent par les changemens de l'atmophère, par une fraicheur à la tête, par les vents impetueux, par de mauvaises éxhalaisons, et par une transpiration subitement arrêtée, etc.

L'Ophtalmie peut être aussi occasionnée par un travail forcé et pénible sur des ouvrages fins et luisans, par une lecture trop assidüe, soit sur des livres à très fins caracteres, soit sur des écritures difficiles à déchifrer, surtout au soleil ou à la lumière artificielle, etc.

Les causes éxternes dépendent par l'entrée de quelques petits insectes, de la poussière, du gravier dans les yeux, ou bien encore de quelques petits corps étrangers qui vont s'y incruster, tels que des paillettes de divers métaux qui sautent aux yeux de ceux qui travaillent dans les attéliers, ou qui manient le fer, l'acier, le cuivre, l'or et largent, etc., ou bien encore de petites ésquilles de bois, ce qui arrive assez fréquemment en le fendant, ou en le travaillant de toute autre maniere.

L'Ophtalmie peut également avoir lieu par des coups, ou des chûtes faits sur l'œil, ou par des convulsions, etc.

Enfin quelqu'en soit la cause, on parviendra à la guérir par l'usage de notre Opiat ophtalmique mais l'on pourroit aussi employer avec le même succès les colyres nº.... et même débuter par eux, si l'inflammation n'est que légère, c'est à dire, si elle ne se borne qu'à la conjonctive de l'œil. Si elle est provoquée par des corps étrangers, aucun remède ne peut la dissiper à moins de les éxtraire. Les faits suivans vont étayer ces principes incontestables.

LVII. Observation. En 1778, au mois de février, M. Pélissier, prêtre et curé à la paroisse de Montel, âgé d'environ 60 ans, domicilié à Montpellier, fut surpris d'un coup de vent si violent en revenant de faire ses fonctions sacerdotales que ses yeux se remplirent de poussière et de gravier qui l'empêcherent de les continuer à cause d'une forte Ophtalmie qui le frapa de suite. Ces deux frères, l'un Médecin, et l'autre Chirurgien, Praticiens tous deux, se rendirent de suite chez lui, afin de lui prodiguer tous leurs soins. Ils se servirent, pour la faire céder, de divers colyres émolliens avec l'usage des boissons rafraichissantes suivis de doux purgatifs et d'un régime convenable; mais loin de parvenir à leur but après plusieurs jours de ce traitement, la rougeur et les douleurs à ses yeux augmentèrent au point de faire craindre pour la perte de leurs fonctions visuelles. Lié d'amitié avec toute sa famille et voisin du malade, je fus apelé et je m'y rendis avec [illegible]sir.

Instruit d'abord de la cause de cette ophtalmie, je les considérai attentivement, et après plusieurs recherches, je découvris qu'elle n'avait lieu que par du sable ou gravier que j'en retirai du coin des yeux du malade avec le bout du doigt. Pour en débarrasser intièrement cet organe, je lui fis prendre des bains locaux souvent réitérés dans la seconde eau de chaux à la faveur d'une baignoire oculaire destinée à cet usage, croyant qu'ils sufiroient pour remplir mes vües; mais elles ne le firent qu'imparfaitement. Alors je me déterminai à balayer l'intérieur de ses yeux avec un petit pinceau de peintre en mignature connu sous le nom de *Gossipium*. Des que je m'en eus acquitté sans causer de douleurs au malade je renouvellai les bains locaux dans le colyre susdit, et le lendemain ils furent continués avec l'eau vegeto-minérale animée de quelques gouttes d'eau de vie qui guérirent en peu de jours cet éclesiastique.

LVIII. Observation. M. Touchy, professeur à l'Ecole centrale du département de l'Hérault, singulierement inquiet de la perte de la vüe de l'œil droit de sa domestique agée de 16 à 17 ans causée par une inflammation des plus graves, se transporta avec elle à ma campagne ou j'étois alors confiné en Messidor an 4 dans le tems de la proscription, pour me prier de lui porter mes secours. Lié d'amitié avec ce Professeur je ne pus me refuser à ses instances. Après qu'il m'eut rendu compte du traitement qui lui avoit été ordonné par les personnes de l'art les plus entendües dans cette partie, et que l'on suivit très éxactement sans succès, qui consistât dans l'usage des topiques émolliens et des boissons rafraichissantes, je fis l'éxamen le ,lus réfléchi de son œil dans lequel j'y trouvai la conjonctive éxtrémement rouge d'où partoit de divers points plusieurs vaisseaux qui se propageoient sur la surface de la cornée transparente qui la rendoient tellement trouble et ternie par une tache connüe sous le nom de *leucoma Nephelium*, que la jeune malade ne pouvoit plus rien distinguer. Poussant plus loin mes recherches, je fus sùrpris d'apercevoir au centre de cette derniere tunique un petit corps noirâtre de la grosseur d'une petite tête d'épingle. La présence de ce corpuscule me fit faire des questions à cette fille pour savoir d'ou provenoit son origine, mais je ne pus tirer d'elle aucune induction qui pût n'éclaircir sur ce point éssentiel. Cependant après un nouvel examen encore plus sérieux, je ne pus me dissuader que cette violente Ophtalmie ne dépendit reellement de cette seule cause, et la bonne santé dont jouissait la malade m'en étoit une preuve convaincante. Dans cette ferme persuasion je proposai l'éxtraction de ce corps étranger comme l'unique moyen de guérison qui se présentoit dans une semblable conjecture.

Maitre d'agir comme il me plairoit, et ne me trouvant pas mes instrumens à la campagne, je renvoyai cette petite opération au lendemain jusqu'au moment ou je les eu fais venir de ma maison de la ville. Rendu ce jour précis chez M. Touchy, mon voisin de campagne, et lui-même tenant la tête de la malade d'une main apuyée sur son éstomach, et de l'autre la paupiere supérieure élevée, je baissai l'inférieure de ma main gauche, et de ma droite armée d'un instrument fort délié, je pénétrai avec sa pointe dans les premieres lames ou feuillets de la cornée, et après les avoir entamées d'un seul petit coup, je substituai à cet instrument de petites pinces à ressort très déliées, taillées en pointe mousse et dentelées en dedans vers ses éxtrémités, j'en soulevai de suite les feuillets de la cornée, et en pressant légérement et perpendiculairement leurs pointes un peu ouvertes, je m'en rendis bientôt maitre. Immédiatement après cette légère opération, je remis à M. Touchy ce petit corps étranger qui, éxaminé très scrupuleusement ensemble, soit avec nos yeux, soit à l'aide d'une bonne louppe, nous fit découvrir qu'il étoit un grain de fer ou d'acier qui avoit causé tout le ravage à cet orgâne. On pourroit même le voir chez ce Professeur, car je crois qu'il le conserve encore.

Le pansement qui suivit cette légère et délicate operation fut fort simple, il se borna à y injecter quelques gouttes d'eau ordinaire seulement, et de tenir l'œil clos par une simple compresse soutenüe d'une bande pour empêcher le contact de l'air; et le sixieme jour cet apareil fut lévé, et cette jeune fille se trouva entierement guérie sans aucune apparence de cicatrice à l'œil.

LIX. OBSERVATION. En thermidor an 9 le Sr Breton, cadet, coutelier à Montpellier, fut atteint à l'œil gauche par une paillette d'acier en repassant des rasoirs. Au même instant une vive inflammation s'y dévelopa qui le mit hors d'état de travailler. Le malade pour se débarrasser de ce corps étranger, s'imagina de faire prendre à son œil plusieurs bains dans l'eau simple qu'il aidoit même à la faveur de quelques légères frictions qu'il pratiquoit avec les doigts, mais son attente fut vaine et comme il en soufroit des douleurs aigües avec un écoulement involontaires de larmes, il vint me trouver dans le même jour pour le lui éxtraire.

Des que j'eus aperçu que le corps étranger en question qui s'étoit déjà engagé dans la substance de la cornée, j'y posai pardessus un morçeau d'acier émanté, et de suite il se trouva collé après. Sitôt que cela fut fait, je lui instillai quelques gouttes d'eau ordinaire dans l'œil, et le lendemain il se trouva guéri, et en état de reprendre son travail accoutumé.

Il n'en fut pas de même 4 ans auparavant, ou pour un semblable accident, il m'a fallu éxécuter le même procédé que celui qui fait le sujet de l'observation précédente pour avoir tardé trop de tems à s'en faire faire l'éxtraction, et qui, sans son secours, auroit infailliblement perdu l'œil, puisque les perceptions visuelles en étoient déjà totalement suspendües par la forte inflammation qui y éxistoit, et qui augmentoit à mesure de l'employ de topiques émolliens qui lui avoient été conseillés.

Quoique nous eussions avancé qu'en délivrant un œil frapé d'un corps étranger, il ne soit pas nécessaire d'employer aucun remède pour le rétablir dans son état naturel, il est néanmoins des cas à éxcépter, c'est lorsqu'on a laissé subsister trop de tems les corps étrangers dans un organe aussi délicat, et qu'à la suite de l'inflammation, elle s'est accrüe, et y a produit quelques dépôts ulcères, ou de petites éxcroissances charnües. Les faits suivans va nous le confirmer.

LX. Observation. Au mois de frimaire de l'an 1er le nommé Lacour, au 4e Bataillon de l'hérault agé d'environ 24 à 25 ans, natif de Montpellier y demeurant, reçut à l'œil gauche une ésquille qui se détacha d'un morceau de bois en voulant le rompre, et alla s'incruster transversallement dans l'épaisseur de la cornée transparente qui lui procura bien vite une si forte inflammation que peu de jours après la vüe de son œil en fut abolie. Aussitôt on apéla M. Courrege, ancien Professeur en chirurgie qui lui administra de suite tous les secours qu'il crût nécessaires. Il débuta par la saignée et l'usage des remèdes tant internes qu'externes pour diminuer et tempérer l'éffervescence du sang. Les remèdes éxternes consistèrent en des lotions de liqueurs émollientes, croyant que par une légère supuration, elle donneroit lieu à la sortie du corps étranger, et détruiroit en même tems et la rougeur et la tension considérable de la conjonctive. Mais son attente fut vaine, et le mal augmentât à un tel point que la cornée transparente perdit une grande partie de sa diaphanéité par la présence d'un dépôt connu sous le nom *d'hypopion*. Alors ce Professeur me fit apeler pour aviser ensemble aux moyens de sauver l'œil de ce jeune homme. Sitôt que j'en eus fait l'inspection, notre avis fut de lui éxtraire cette ésquille de suite parce que le cas étoit pressant. Chargé de faire cette opération délicate je m'en acquittai de la manière suivante.

La paupiere supérieure soutenüe adroitement par M. Courrege, et l'inférieure fixée à ma main gauche, j'entammai de la droite armée d'un instrument fort délié les feuillets de la cornée au dessous du corps étranger en le passant en ligne transversalle à l'endroit ou il s'étoit engagé. Sitôt ce coup de main, j'allai saisir l'esquille avec de petites pinces et dans un moment je la sortis de l'œil. Nous le pansames immédiatement après, en y injectant du colyre n°.... et on renouvelloit ce pansement trois fois le jour; pendant quelques jours; après cela je lui plaçai journellement gros comme un bon grain d'orge de notre opiat Ophtalmique n° .... qui ne tarda pas à lui faire des merveilles puis qu'au bout de 18 jours que nous nous en servimes, le malade eut le bonheur de jouir du bienfait de la vûe, et de reprendre son travail ordinaire avant un mois. Sur la fin de la cure nous n'employâmes plus que l'eau bleu céleste n°.... qu'on lui instilloit matin et soir dans l'œil, afin de détruire totalement la tache de la cornée et de lui rendre sa transparente naturelle. Enfin il n'y resta pas même après la guérison la moindre aparence de cicatrice malgré le séjour du corps étranger dans son œil, elle fut cependant aidée par un régime antiphlogistique les bains de pied et quelques doux purgatifs.

Il y a encore bien d'autres cas qui n'exigent que l'aplication des remèdes éxternes pour guérir l'Ophtalmie provenant de causes internes, mais nous y reviendrons aprés avoir détaillé ceux qui concernent celle qui dérive de causes internes. Et si l'on s'est aperçu dans quelques-uns des faits de pratique que nous avons raporté que nous avons conseillés aux malades quelques remèdes internes, nous y avons été forcé par les circonstances, et pour n'avoir point saisi dans le principe du mal le vrai plan curatif, car en général il n'en est pas besoin.

Lors donc que cette affection sera produite par quelques-unes des causes internes énoncées d'autre part, il faudra la combattre par des remèdes analogues, autrement elle reparoitroit si l'on se bornoit à la seule aplication des topiques. Par éxemple, si elle est occasionnée par une abondance de sang, les saignées du bras et du pied ne doivent pas être négligées, ou au moins les pédiluves réitérés si l'âge ou d'autres incommodités n'en interdisent l'usage. Si elle vient de quelques supressions sanguines telles que le flux menstruel ou les règles, le flux hemorrhoïdal, etc., les saignés y sont également indispensables. L'éxpérience a même démontré que l'aplication des sang-sues aux parties locales remplit encore mieux l'indication. Il y en a qui, en pareil cas, conseillent les vessicatoires, mais je n'en suis pas grand partisan à causes des cantharides qui entrent dans leur composition, et si je les juge quelquefois nécessaires, j'employe de préférence le *bois-saint* ou *Garou* derrière les oreilles comme éxutoire, et je ne m'en sers même qu'à la dernière éxtrémité, c'est à dire quand la maladie se montre trop rebelle. Mais les topiques presérits sufisent ordinairement pour la guérir comme l'éxpérience me l'a tant de fois confirmé, en n'omettant point de tempérer l'éffervessence du sang par des boissons délayantes, rafraichissantes, telles que l'eau de riz, d'orge, chiendent, le petit lait clarifié, ou même celui qui provient du fromageon du beurre, etc. d'ajouter à cela quelques doux purgatifs qui cependant nétoyent bien les viscéres. Et pour des malades atteints de fièvres, n'importe de quelle nature elles soient, il faut prendre garde de ne point trop les gorger de quinquina comme on a coutume de le faire, car souvent au lieu de les en délivrer, on les entretient et par la suite produit d'autres ravages dans l'economie animale bien plus difficiles à combattre, comme aussi à perpétuer l'Ophtalmie qui en dérive. On doit donc sentir de quelle importance doit être la sagacité du Médecin pour āprécier à sa juste valeur l'usage de ce remède tant recommandé. Qu'il est des cas où il est nécessaire de l'allier à d'autres remèdes analogues au tempérament des malades pour combattre cette maladie qui présente tant de bisarreries, et d'autre fois il faut le suprimer en tout ou en partie pour y substituer tout autre médicament qui puisse mieux remplir ce but, si l'on ne veut pas voir décroître insensiblement les malades dans d'autres infirmités plus grandes.

Quand je me suis aperçu en pareille circonstance que le quinquina ne m'offroit aucun avantage, qu'au contraire je m'apercevois qu'après un certain laps de tems la constituton des malades changeoit en mal, je prenois le parti de cesser l'usage de ce remède, et je le remplacois par le suc des plantes amères et apéritives, ou bien par le petit lait pris tiède le matin à jeun avec adition d'un peu de sucre, et d'une cuillerée de fleur d'orange, en faisant précéder à ces remèdes quelques médecines douces propres à bien évacuer, afin que rien n'arrêtât leurs éffets.

Ce traitement joint à un régime éxact, et à l'usage de notre Opiat Ophtalmique n° .... et alternativement des colyres n° .... et de l'eau vegeto-minérale, procure bientôt la guérison des malades.

Lorsqu'on aura à faire à des malades chez qui on soupconnera un vice dans les humeurs, soit qu'il soit scrophuleux, scorbutique, dartreux, ..., etc., les remèdes internes doivent être variés rélativement à la cause qui aura donné lieu à leur inflammation. Ordinairement en pareil cas on doit user des fondans plus ou moins actifs, et des anti-vénériens si on a à combattre un vice syphilitique. En usant de ces remèdes généraux, il faut avoir un soin particulier d'éviter tout ce qui peut échaufer la masse du sang, et suivre un régime doux et humectant en se nourrissant d'alimens doux et de facile digestion, par exemple, celui de se nourrir de veau, mouton, agneau, jeune volaille, poisson, herbes potagères rafraichissantes, fruids fondans et cuits, jardinages aqueux et autres alimens à peuprès de ce genre. Leur boisson dans leurs repas, sera de l'eau bien pure mêlée si l'on veut avec une très petite quantité de bon vin vieux, ou plutôt du vin blanc comme étant plus diurétique si l'on a coutume d'en user. Les mêts qu'ils mangeront seront peu salés et assaisonnés. Ils s'abstiendront de caffé, liqueurs, enfin de tout ce qui est piquant ou irritant.

Quant à l'emploi de notre Opiat Ophtalmique n° .... il ne faut point omettre d'en placer dans l'œil au moins une fois le jour, mais nous observons qu'on peut l'adoucir avec un quart ou un tiers de cérat de Gallien recemment composé, surtout lorsqu'on aura à soigner des enfants très jeunes, ou des personnes dont la vüe est trés tendre, délicate, et les yeux fort sensibles. Tout autre traitement me paroit inutile à moins d'ajouter encore l'aplication du vessicatoire, si l'un ou l'autre des cas cy-dessus l'éxigeoit absolument; mais rarement j'y ai eu recours. La série des observations que nous allons transmettre qui concernent les différens vices dont il vient d'être question, en sera une preuve démonstrative.

LXI. Observation. La femme du Sr Filion, ancien employé, âgée de 47 à 48 ans, d'une bonne constitution et domiciliée à Montpellier, fut attaquée d'une fievre intermittente dans le courant de juin 1789. On lui administra pendant 4 à 5 mois tous les remèdes accoutumés, et surtout le quiquina, tantôt en bols et tantôt dans diverses boissons. Mais loin d'en être soulagée, elle devint périodique, et à la suite de cette maladie il s'y developa à ses yeux une Ophtalmie si grave qu'en craignant ses suites pour sa vüe, elle me fit apeler pour lui donner mes soins. Rendu près d'elle et instruit de sa situation critique, je ne doutai pas un instant que son inflammation aux yeux ne tirât son origine des fièvres qui étoient alors périodiques, ou peut-être encore par l'éffet des divers remédes dont elle se lassat de prendre à cause du peu de fruit qu'elle en avoit retiré malgré le régime régulier qu'on lui fit observer. Dès que son état en fut bien connu, je rassurai cette malade sur l'une et l'autre incommodité, et je débutai son traitement par une purgation douce nº .... mais cependant assez forte pour bien ouider les prémieres voyes, et entrainer tous les mauvais miasmes qui pouvoient être répanduës dans la masse de ses humeurs que je soupçonnois provenir plutôt de la cessation de ses menstrües que de l'éffet des remèdes qu'elle avoit prise avec profusion. Le lendemain je lui prescrivis l'usage de la tisanne laxative nº .... Après l'avoir prise pendant 8 à 9 jours, je la repurgeai de nouveau avec le même purgatif, en lui recommandant de boire d'une infusion de capillaire dans l'intervalle des selles pour éxciter les évacuations, et pendant tout ce tems ses yeux furent pansés une fois le jour avec notre Opiat Ophtalmique nº .... et matin et soir avec les colyres nº .... Après cela je la fis passer à l'usage du petit lait nº .... qu'elle prit le matin à jeun bien tiede avec une cuillère de fleurs d'orange et un peu de sucre, et le soir elle avalloit.....

Il lui fut apliqué un vessicatoire à la nuque et but dans le courant du jour plusieurs verres de limonade. Enfin ces remèdes sufirent pour lui détruire ses fièvres, et son inflammation aux yeux de concert avec un bon régime.

LXII. Observation. L'enfant de Pierre la Planche, marchand de ferrail, rüe de la tannerie nº 1, à Paris agé de 4 à 5 ans étoit attaqué depuis plusieurs mois d'une inflammation si considérable à l'œil gauche que la vüe en étoit comme abolie par un tache sur la cornée connüe sous le nom de *leucoma Nephelium*. Les parens étant venus me trouver en brumaire an dix dans cette capitale ou j'étois alors, pour me prier de lui donner mes soins, voici la maniere dont je m'en acquittai. J'employai de suite notre Opiat Ophtalmique nº .... et chaque matin je lui en plaçois entre le globe et les paupieres gros comme un bon grain d'orge. Une demi-heure après, on lui nétoyoit l'œil avec le colyre nº .... et matin et soir on lui en instilloit en dedans, ensuite on le couvroit d'une compresse sêche soutenüe d'une bande, et dans un mois sa cure fut complette.

Mais comme il me paroissoit y avoir chez cet enfant un vice dans les humeurs, je le fis purger légérement avec la poudre de jalap dans le sirop de pruneaux, et le lendemain je le mis à l'usage des pilules de Belloste qui joint aux boissons calmantes et un régime convenable favorisèrent l'éffet de ces remèdes et en assurerent le succès. Cette cure eut lieu sous les yeux de M. Verdey, Médecin en chef de l'hôpital militaire de Saint-Denis qui s'est trouvé plusieurs fois à mon hôtel au moment ou je pansois l'œil de cet enfant.

D'autres fois l'inflammation est accompagnée d'un abscès, d'un ulcère, de petites tumeurs, de pustules, et même quelque fois de trou fistuleux. Lorsqu'on les rencontre, le même traitement sufit pour parvenir à la guérison des uns et des autres. Voici deux faits de pratique qui viennent à l'apuy de mon assertion.

LXIII. Observation. Consulté en Messidor de l'an 9 par M. Bimard, cadet, commissionnaire chargeur à Montpellier, au sujet de sa fille agée d'environ 20 ans qui portoit depuis quelque tems une Ophtalmie si grave à l'œil gauche avec un petit abscès au limbe de la cornée transparente, que j'en conseillai de suite l'ouverture comme le moyen le plus prompt pour sa guérison; mais la malade s'étant refusée avec opiniatreté à cette petite opération que je fus contraint de recourrir à un traitement local. En conséquence j'employai notre Opiat Ophtalmique n° .... et au dixieme jour elle fut totalement guérie, sans avoir usé d'autres remèdes internes que l'orgeat domestique qu'elle but dans le courant du jour qui fut accompagné d'un régime doux et humectant, et son mal à l'œil n'a plus reparu depuis.

LXIV. Observation. La fille de M. Grinion, agée de 7 ans, demeurant à Paris, rüe Saint-Mery, étoit affligée d'une inflammation si violente avec ulcère à l'œil gauche que les fonctions visuelles étoient absolument nulles depuis 18 mois. Sa mère éxtrémement inquiète sur son état d'après un long traitement qui lui fut fait sans succès vint me la présenter dans mon séjour à Paris en frimaire de l'an dix. M'étant aussitôt aperçu que l'affection de cet enfant étoit produite et entretenue par un vice scrophuleux, par sa figure qui me parut comme boufie, le nez entrepris, la lèvre supérieure proéminente, les glandes du col et les maxillaires qui formoient des tumeurs assez grosses, y découlant sans cesse une humeur limpide et visqueuse qui éxcorioit sa joüe, j'en entrepris néanmoins la cure et voici comment.

Je commençai d'abord à me servir de notre Opiat Ophtalmique n° .... et le lendemain je fis purger l'enfant avec un purgatif composé de poudre de jalap et de rhubarbe dans une infusion de pruneaux. Le lendemain je prescrivis la tisanne nº 20, et on lui en faisoit boire plusieurs verres dans le courant de la matinée, et le soir un dernier verre avant de la coucher, mais on avoit la précaution de la faire souper légérement et à bonne heure. Cette boisson continuée 8 jours, je la fis passer à l'usage des pilules de Belloste, et six semaines après son œil fut guéri avec la disparution des symptômes énoncés qui accompagnoient son Ophtalmie. Néanmoins je conseillai encore aux parents de continuer l'employ de ces fondans pendant quelque tems, afin de détruire jusqu'au moindre lévain du vice scrophuleux qui avoit sans contredit donné naissance à son affection de l'œil. Le régime qui fut suivi avec la plus grande éxactitude ne contribua pas moins à aider l'éfficacité des remédes généraux. Cette cure eut également lieu pour les yeux de MM. Voidey, Doussin-Dubreuil, Assorty, médecin et de plusieurs chirurgiens de cette capitale qui me suivoient dans ma pratique, et qui ont été témoins des pansemens que je faisois reguliérement chaque jour à l'œil de cet enfant dans l'hotel ou j'étois logé, avec notre Opiat Ophtalmique, et soir et matin la mere lui faisois prendre des bains locaux dans l'un ou l'autre des colyres nº ....

Si l'inflammation est poussée à un très haut degré, qu'il y ait boursouflement à la conjonctive, que la cornée transparente paroisse enfoncée, elle prend le nom de *chemosis*, et dès lors n'est plus du ressort de la Médecine des yeux, il faut recourir à l'habileté de l'oculiste pour la guérir par une opération; voyez en quoi elle consiste dans notre *Précis* ou *Cours d'opérations sur la chirurgie des yeux* page 26, tom. 1, ensuite user des remèdes éxternes jusqu'ici conseillées.

Je ne parle pas d'autres affections qui naissent sur la conjonctive de l'œil, comme du *Phterigyon* qui est une éspèce d'éxcroissance qui ressemble à un âile, d'ou lui vient le nom de drapeau ou Onglet. Il part du grand angle ou du coin de l'œil, et en s'avançant insensiblement sur la cornée transparente, la recouvre en entier et cause la perte de la vûe.

Je passe également sous silence une autre éspèce d'éxcroissance que l'on apelle *eckantis* qui survient aussi sur la même tunique vers le grand angle et qui sort quelque fois des paupières. Ces deux genres de maladie sont toujours accompagnés de l'Ophtalmie, laquelle ne peut être dissipée par aucune aplication à moins que ce ne soit dans leur principe. Mais lorsque ces éspèces d'éxcroissances sont anciennes, que l'une sort des paupieres et que l'autre couvre la cornée transparente, elles ont besoin toutes deux d'une opération manuelle que l'oculiste seul est plus à même de faire que toute autre personne de l'art. Voyez la maniere d'y procéder dans l'ouvrage énoncé plus haut aux pages 33 et 39 ainsi que le traitement consécutif. Cependant l'éxpérience nous a démontré que l'éxcroissance apelée *eckantis* pouvoit se guérir par l'aplication du caustique, mais elle demande beaucoup de prudence et beaucoup de précaution de la part de celui qui veut en faire usage.

Lorsque l'inflammation se montrera rebelle, ou qu'elle sera périodique comme cela arrive à la suite de quelques supressions sanguines, il faut singulierement y avoir égard dans le traitement si l'on veut parvenir à sa curation, sans quoi les topiques les mieux combinés, et que nous avons conseillé ne la guériront que momentanement. L'observation suivante va en donner une preuve sensible laquelle n'est point la seule que nous aurions pû produire, notre portefeuille en contenant plusieurs de cette nature.

LXV. OBSERVATION. La femme d'un des ouvriers de M. Aubaric, marchand teinturier à Montpellier, agée de 27 à 28 ans, fut affligée d'une Ophtalmie si violente aux deux yeux que traitée pendant longtems à l'hôtel-Dieu de cette ville, et s'ennuyant de n'y voir tantôt que fort peu de changement d'amélioration, et d'autrefois une augmentation du mal, malgré l'aplication du vessicatoire, et d'autres remèdes internes et éxternes, elle sortit pour se traiter elle-même dans sa maison, et avoir le soin de ses enfans. Mais son mal aux yeux augmentant, puisqu'à peine elle pouvoit se conduire, son mari l'emmena chez moi en avril 1805, pour prendre mon conseil. En les éxaminant attentivement, j'y trouvai le cas pressant pour les préserver d'un chimosis qui commençoit à naitre. Avant d'en entreprendre la cure, je questionnai cette femme sur son état et son tempéramment pour découvrir la source de son affection. Alors m'annonçant qu'elle n'étoit point réglée depuis quelque tems, il ne m'en a pas fallu d'avantage pour faire dépendre son inflammation aux yeux que de cette seule cause. Dans cette conviction, voici quel fut le traitement que je suivis à son égard.

D'abord afin de ne point perdre un tems précieux pour préserver ses yeux d'une perte totale, j'employai de suite notre Opiat Ophtalmique nº .... et dans le cours de la journée je lui conseillai les bains locaux tantôt avec le colyre nº .... et tantôt avec celui du nº .... Le même jour je la fis saigner au bras et le lendemain au pied, et je lui prescrivis pendant quelques jours l'usage de la tisanne nº .... pour la préparer à la médecine minorative nº .... qu'elle prit le cinquième jour et qui lui fit des merveilles par les évacuations abondantes qu'elle lui procura. Le lendemain je trouvai à propos de l'assujettir à boire abondamment de l'eau de forge clarifiée qu'elle alloit prendre chaque jour chez un forgeron, et en continua l'employ l'éspace de 8 jours; et pendant ce tems elle prenoit matin et soir les bains de jambe avec un peu de moutarde que j'eus le soin de lui recommander de mettre dans l'eau afin d'être plus révulsifs. Chaque 8 jours je lui renouvellai la médecine n° .... et au terme d'un mois ses yeux présentoient beaucoup moins de rougeur et de ternissement aux cornées transparentes. Alors je substituai à ce purgatif celui du n° 2 que j'engageai de renouveller de tems en tems. Après 8 jours de l'usage de l'eau de forge clarifiée comme nous l'avons dit, je la rendis plus active en la rendant laxative avec le sel d'epsom. Ce traitement fut joint à un régime doux et tempérant, et son affection aux yeux diminuoit à vüe d'œil. Néanmoins malgré cette apparence de guérison j'étois toujours inquiet sur la supression de son flux menstruel, et par cette seule raison j'en craignois le retour. Pour l'éviter je fis connoitre à la malade la nécessité urgente de l'aplication des sang-sües aux parties génitales éxternes, si les moyens que j'allois employer devenoient inéficaces pour le rapeller, afin d'assurer sa cure qui touchoit à sa fin. A cet éffet je lui fis reprendre les pédiluves qu'elle avoit discontinués, et je lui recommandai éxpressement de boire quatre verres par jour de l'eau minérale artificielle n° 9 pendant dix jours. Après cela je la remplaçai par la poudre n° 18. Ce remède continué autant de tems, je lui fis prendre la tisanne de venache pendant 9 à 10 jours. De là je terminai son traitement par l'usage de l'opiat n° 19 qu'elle prit trois fois par jour à la dose d'un demi quart d'once pendant 15 jours, au bout duquel tems ses régles reparurent aussi abondamment qu'avant son mal aux yeux. Lorsque cette heureuse circonstance, arrivat il y avoit déjà plus de 20 jours que son Ophtalmie étoit dissipé, et que j'avois interrompu l'usage des remèdes éxternes.

Il nous reste avant de terminer cette section de nous entretenir d'autres causes éxternes qui sont encore dans le cas de produire l'inflammation à l'œil, comme celles qui survient à la suite de quelques coups ou chûtes reçus autour de cet organe, ou bien de l'introduction de quelques corps étrangers dans l'œil, et quoique nous eussions déjà fait mention de quelques faits concernant ces derniers cas, nous en raporterons quelqu'autres qui y ont du raport, afin d'en faire connoitre le traitement le mieux entendu, et l'on verra que dans de pareilles circonstances, l'aplication des topiques sufisent pour en procurer la guérison sans astreindre les malades à une infinité de remèdes qui peuvent déranger leur santé, et souvent augmenter le mal, c'est ce que j'ai eu souvent occasion de remarquer dans une longue pratique.

LXVI. Observation. En ventose an 12 M. Béziers, teneur de livres chez M. Coulet, négociant à Montpellier eut un de ses enfant agé d'environ 4 ans, qui, etant assis au coin du feu, éprouva une brulure à l'œil gauche par un petit charbon de feu qui lui sauta à cet orgâne pendant que sa mere soufloit le feu. Cette mere tendre justement éffrayée et sensible à ses cris, lui retirât à l'instant et avec adresse. Mais ce charbon qui s'éteignit dans son œil, y dévelopa au même moment une inflammation si forte qu'a peine l'enfant pût l'ouvrir.

Le père et la mère inquiets sur les suites de cet accident, ce premier vint aussitôt chez moi pour m'en confier le traitement. Charmé de l'obliger, je me transportai amicalement chez lui, ou après avoir considéré avec soin l'œil de son enfant, je trouvai la conjonctive fort enflammée ainsi que le rebord de la paupière inférieure; il y avoit même au centre de celle-cy une petite déperdition de substance et par conséquent la brulure des cils qui y étoient placés. Cette déperdition de substance sembloit même se propager à la conjonctive de l'œil par le séjour, quoique fort court, du charbon de feu dans un organe aussi tendre qui lui avoit déjà fait perdre ce beau poli que l'on remarque dans la cornée transparente.

Pour remédier à l'état facheux de cet œil, j'y fis à l'instant des injections d'eau ordinaire un peu tiède et animée de quelques gouttes de vulnéraire spiritueuse que je conseillai de renouveller plusieurs fois dans le jour. Le lendemain j'y plaçai entre le globe de l'œil et la paupiere inférieure à l'endroit de la brulure, gros comme une petite lentille d'une pommade composée de sérat de Gallien et d'un peu de vitriol blanc. Ce simple pansement fut continué pendant 3 ou 4 jours, et je terminai la cure avec le colyre n° .... qui eut lieu peu de jours après. Car il n'y restât que la nudité des cils sur la paupiere, mais je rassurai les parens sur cette légère difformité, en leur assurant qu'ils renaitroient attendu que leurs bulbes éxistoient dans toute leur intégrité, et c'est ce qui ne manquat pas d'arriver peu de tems après.

LXVII. Observation. Le nommé Laurent travailleur de terre, demeurant à Montpellier, agé de 32 ans, d'une constitution robuste eut le malheur en moissonnant de faire entrer dans son œil droit un épi de blé qui lui causa une Ophtalmie si grave qu'il fut obligé de cesser son travail tant les douleurs étoient vives et lancinantes. Il fut d'abord traité par M. Calvet, chirurgien, en juillet 1786, époque à laquelle ce malade eut cet accident, qui lui administra de suite la saignée, et le mit à un régime doux et rafraichissant joint aux boissons calmantes. Pour topiques, il lui fit baigner l'œil dans un colyre émollient avec l'aplication des compresses mouillées du même défensif, mais ce fut en vain, l'œil devint plus rouge et la cornée perdit sa transparence par une taye qui l'empechoit d'y distinguer; bien plus il s'y forma à l'union des deux cornées à leur partie inférieure du côté du petit angle un abscès connu sous le nom *d'hypopion*, ce qui donna lieu à des douleurs beaucoup plus lancinantes, puisque l'insomnie et la fièvre se mêlèrent de la partie.

Le chirurgien craignant la supuration de l'œil, et par conséquent sa fonte, se rendit chez moi avec ce malade pour me consulter. Voyant l'état facheux de cet orgâne, mon avis fut d'y pratiquer à l'instant une saignée locale et d'ouvrir en même tems le dépôt. Mais par pusillanimité, cet homme ne voulut jamais se soumettre à cette légère opération, et me pria instamment de ne pas l'abandonner en lui portant d'autres secours moins sévère. Des lors je proposai de remplacer ce moyen par l'application des sang-sues, et l'ayant accépté, il me chargea ainsi que son chirurgien de ce soin, ce que je fis le lendemain chez lui de concert avec M. Calvet, et par cette voye nous obtinrent un ample dégorgement. Mais le dépôt ou pour mieux s'expliquer, *l'hypopion*, nous laissoit toujours des craintes, et je n'avois rien de mieux à employer pour le combattre avec fruit que notre Opiat Ophtalmique n° .... qui fut placé matin et soir entre le globe de l'œil et les paupieres de la grosseur d'une bonne tête de mouche, et un quart d'heure après avoir produit son éffet, on lui nétoyoit l'œil avec le colyre n° .... et on lui en faisoit prendre un bain. Immédiatement après chaque pansement on lui couvroit avec une compresse soutenue d'une bande. Après 12 jours de l'usage de ces topiques, nous aperçumes déjà beaucoup moins de rougeur et le dépôt moins sensible. Alors nous nous contentâmes d'un seul pansement avec l'opiat qui se faisoit au milieu du jour, et soir et matin on lui instilloit dans l'œil plusieurs gouttes du colyre n°.... ou on lui en faisoit prendre un bain. Enfin 15 jours de ce dernier traitement ont sufit pour rapeller les fonctions visuelles qui fut néanmoins aidé par de doux purgatifs, des lavements n° .... des boissons délayantes et un régime de vie convenable, et 8 jours après il put déjà vaquer à ses affaires domestiques; en sorte que nous dispensâmes d'avoir recours ni au cautére ni même aux vessicatoires quoiqu'ils sembloient être nécessaires en pareil cas.

LXVIII Observation. En avril 1781 le nommé Rigal, jeune, voiturier à Montpellier, reçut en badinant un coup de chapeau si violent à l'œil gauche qu'il ne tarda pas à s'y former une forte Ophtalmie. Il se traita d'abord lui-même avec les remèdes émolliens qui lui avoient été conseillés, mais au lieu de se dissiper, elle augmenta à un point qu'il lui fut impossible d'ouvrir parce qu'elles les paupieres devinrent comme œdemateuses, et il en découloit sans cesse une humeur chaude et âcre qui lui éxcorioit la joüe. Et comme on craignoit la perte de cet organe, on apella M. Estève, Médecin, qui lui ordonna aussitôt les cataplasmes de mie de pain, de lait et de safran, et ce fut sans aucun succès quoiqu'on eut encore ajouté à ce traitement l'aplication de l'emplatre vessicatiore et quelques remèdes internes. On changeat même de cataplasmes, et on les fit avec l'eau végéto-minérale; Mais au lieu d'être avantageux, les douleurs devinrent plus fortes et se propageoient même à la tête jusqu'à lui oter le sommeil. Et comme l'on craignoit la perte de l'œil, je fus apelé par l'ordre du Médecin.

Des que j'eus considéré avec soin l'œil du malade, et que j'eus entr'ouvert avec peine les paupieres, j'y aperçus bientôt un engorgement considérable des vaisseaux de la conjonctive qui me parurent comme variqueux, et s'étendoit jusques dans les vaisseaux lymphatiques de la cornée, qui étoit comme ternie par une taye. Dans cet état je conseillai de suite les pediluves matin et soir pour supléér à la saignée du pied à laquelle répugnât le malade. Je fis faire de suite des embrocations avec le colyre n° .... et je prescrivis de les renouveller plusieurs fois dans le jour bien tiedes en couvrant immédiatement après l'œil avec une compresse trempée dans le même défensif. Les boissons délayantes et les lavemens n° .... ne furent point omis. Après quelques jours de ce pansement, les paupières devinrent plus souples et beaucoup moins tendues, puisqu'on pouvoit déjà voir aisément l'œil, et les douleurs ne furent plus aussi sensibles; aussi je fis discontinuer l'aplication des compresses mouillées, et je profitai de cette amélioration pour me servir de notre opiat Ophtalmique n° .... On le fit matin et soir, pendant 8 jours, ensuite il n'en fut plus besoin, puisque l'Ophtalmie avoit entierement cédé; il n'y resta plus que le leger ternissement de la cornée qui fut bientôt combattu par l'employ de l'eau saphyrique n° .... Ce traitement éxterne fut suivi comme on peut se l'imaginer des délayans, de quelques légers purgatifs et d'un régime convenable.

Soit encore une autre observation concernant l'Ophtalmie causée par une chûte qui fera connoitre l'inutilité des topiques émolliens comme dans les cas antécédens, et la prohibition que l'on doit faire de ces sortes de remèdes pour se parer des accidens qui en sont inséparables. On y remarquera en même tems la sage combinaison des remèdes qu'il est à propos d'user dans une pareille maladie pour parvenir à une cure certaine. Voici ce qu'elle renferme.

LXIX. Observation. En floréal an 4, une des filles de

service du Sr Grenier, hôte de l'hotel du Cheval blanc à Lunel, tenant la plus jeune de ses filles de l'âge de 3 ans sur ses épaules en allant faire quelques commissions dans la ville, lui échapa et tomba à la renverse. Cette chûte fut si forte qu'elle procura aussitôt à cet enfant une Ophtalmie avec une playe considérable au front. Comme dans ce moment critique il ne s'y trouva personne de l'art dans le lieu pour lui porter du secours, le Pere de cet enfant accourut vite en chercher chez M. François Baumes, Marchand, à qui je venois de rendre la vüe par l'extraction de la cataracte. Ne pouvant me refuser à cette légitime demande dans une pareille circonstance, je me rendis chez lui sans aucune vüe d'intéret, et ce fut à cette seule condition que je traiterois son enfant. Arrivé près de lui, j'examinai sa playe; elle étoit en forme triangulaire et inégale, ses bords qui étoient gonflés et comme mâchés, se replioient sur eux mêmes et laissoient l'os frontal à découvert. Je craignois cet os altéré de même que le Périoste, j'avois même lieu d'apréhender de plus grands ravages, c'est à dire un épanchement sanguin dans le cerveau, qui, peut-être nécessiteroit le trépan. Les yeux qui étoient fort rouges ne m'inquiétoient pas autant. Mais pour m'assurer de l'état de l'os et du périoste, je sondai la playe dans tous ces points, et je fus par là persuadé que l'un et l'autre n'avoient point été endommagés. Alors je travaillai à étancher le sang avec les moyens ordinaires, et lorsque la playe fut bien nette et dégagée de tous corps étrangers par le moyen de l'eau simple mêlée d'une cinquième partie d'eau vulnéraire spiritueuse je cherchai à la réunir du mieux qu'il me seroit possible, mais j'étois indécis sur le parti que je prendrois vû son grand délabrement, c'est à dire si j'employerois quelques points de suture, ou seulement l'emplâtre aglutinatif. Il est certain qu'au premier aspect de cette playe qui étoit baillante et irrégulière, le premier moyen étoit sans doute celui auquel on devoit donner la préférence. Cependant toutes réflexions faites, et craignant qu'il n'en résulta une cicatrice trop grossière qui auroit dégradé la figure de l'enfant, outre que la chirurgie moderne le proscrit surtout dans un lieu si apparent, je donnai la priorité à l'emplatre aglutinatif. A cet effet je me servis de petites bandelettes de taffetas d'Angleterre que j'appliquai en divers sens après avoir reuni exactement les bords de la playe, et je mis pardessus un fort plumaceau de charpie fine que j'assujettis de tous cotés par un bandage contentif. Je recommandai de garder l'enfant à vüe dans son lit, afin qu'il ne portât ses mains à sa blessure, et même pour plus grande sûreté de les lui attacher à coté de son berçeau. La diète la plus stricte fut également suivie, et on ne luî donnoit pour boisson que de l'eau de riz légèrement miélée. La saignée qui est très indiquée en pareil cas, ne pût se pratiquer, et elle fut remplacée par les bains de jambe. Je n'étois cependant pas sans inquiétude sur les suites de cet accident que je cachai néanmoins aux Parens déjà assez alarmés, mais que je rassurai autant que je le pus. Les différentes variations que j'aperçus dans le poulx de l'enfant dans le cours de la journée étoient des signes précurseurs de ce que j'avois lieu de craindre le lendemain ou le surlendemain. J'étois même dans la résolution de faire apeler une habile Praticien de Montpellier pour agir de concert au prémier paroxisme qui paroitroit, si une crise, sans doute, heureuse survenüe dans la nuit, n'eut dissipée en grande partie mes craintes; ce fut un saignement de nez assez abondant qui débarrassa le cerveau de l'enfant et le délivra de tous dangers, puisqu'une heure après il commença à dormir. Il se réveilla néanmoins deux fois dans la nuit par les douleurs qu'il ressentoit et pour demander à boire.

De grand matin on vint m'aporter de ses nouvelles qui me parurent rassurantes. Peu d'heures aprés je me rendis vers lui, et je le trouvai dans un aussi bon état qu'il étoit possible d'etre aprés un semblable accident; mais son pouls était assez régulier. Il demanda même à manger, et j'ordonnai de lui donner une crême claire au bouillon gras. Le troisième jour, je le trouvai beaucoup mieux, et ses yeux qu'on humectoit de tems en tems avec le défensif cité cy-dessus étoient déja moins rouges. Je changeai son appareil sans cependant toucher aux bandelettes de taffetas d'Angleterre, ne voulant point encore déranger le travail de la Nature dans la réunion de la playe, et j'attendis jusqu'au cinquième jour. A cette époque je levai tout avec précaution, et la playe se trouva en grande partie reprise. Je replaçai de nouvelles bandelettes après avoir bassiné légèrement l'endroit de la playe avec le même défensif, ainsi que ses yeux qui alloient de mieux en mieux. L'enfant reprit également sa gaiété ordinaire, et huit jours après sa playe fut completement guérie sans presque de difformité au front. Il n'y restoit plus qu'une faible rougeur aux yeux, mais par l'usage de l'eau vegeto-minérale, elle ne tarda pas à se dissiper.

Il nous reste à dire un mot sur l'Ophtalmie de l'œil qui ressemble à une vraie echymose, ou meurtrissure. Cette dernière éspèce n'est nullement à craindre; elle ne porte aucune atteinte à l'orgâne de la vüe et ne produit aucune sensation douloureuse aux malades, elle n'est simplement que désagréable à la vüe par la noirceur qui se voit sur la conjonctive de l'œil, soit en tout ou en partie, mais elle se guérit ordinairement d'elle-même sans y rien faire comme l'éxpérience l'a démontré maintenant, je vais dans un moment en citer un exemple parmi plusieurs que je pourrois fournir ici. Cependant à raison du coup d'œil désagréable que présente cette éspèce d'Ophtalmie, et pour en provoquer la guérison avec célérité, je conseille en pareille cas de bassiner l'œil qui en est frapé avec l'eau fraiche, ou l'eau à la glace, car rarement les deux yeux en sont atteints à la fois, et ce simple traitement sufit pour la faire disparoître.

LXL. Observation. Le nommé Chrétien, Marchand Colporteur, domicilié à Montpellier, agé de 24 à 25 ans, né avec une bonne constitution, fut surpris sans la savoir, d'une Ophtalmie à l'œil gauche connüe sons le nom *d'échymose.* Ce jeune homme éffrayé du changement éxtraordinaire qu'il y avoit entre cet œil et le droit, quoiqu'il n'y ressentit aucune douleur, et que la vüe en soit la même, vint me trouver il y a quelque tems pour prendre mon conseil.

A l'inspection que j'en fis, je trouvai que la conjonctive de son œil malade présentoit un aspect défavorable à la vüe à cause d'une éspèce d'extravasion sanguinolente qui la rendoit noirâtre presque dans tous ses points. En vain j'en cherchai la cause par diverses questions que je lui fis, mais je ne pus rien découvrir, et dès lors je l'attribuai à un changement de l'air atmosphérique. Je lui prescrivis les bains locaux dans l'eau fraiche avec quelques gouttes d'eau vulnéraire spiritueuse, et dans l'espace de 15 jours il n'eut plus rien à l'œil.

Je me suis tû, je le sais, sur la dixieme éspéce d'Ophtalmie qui attaque principalement les parties internes du Globe de l'œil, telles que l'uvée, la choroïde et la rétine, etc., mais je me suis réservé d'en parler dans les sections IV et VII, en parlant des affections propres à chacune de ses membranes et les moyens de les traiter; par là je suivrai l'ordre de leur dissection, et je ne dérangerai nullement le plan que je me suis imposé.

SECTION II

Des maladies de la cornée transparente

La cornée transparente est cette tunique que l'on voit en face du globe de l'œil vers son centre que le vulgaire apelle *miroir de l'œil*; elle peut être affectée seule, ou ensemble avec les parties qui lui sont contigües.

Ses maladies se réduisent à l'Ophtalmie, abscès, ulcères, fistules, staphilôme, aux tayes ou taches, aux éxcroissances charnües, aux playes, et à son éxtension contre nature.

Les mêmes causes tant internes qu'éxternes que nous avons déduites dans la section précédente donnent également lieu à ces sortes d'affections, ainsi nous nous dispenserons de les raporter; nous nous renfermerons seulement à indiquer les moyens curatifs par les topiques les plus apropriés à chacune d'elles.

Article Premier

L'Ophtalmie de la cornée transparente est la même que celle de la conjonctive de l'œil, puisque celle-cy la communique à l'autre; des lors on aperçoit sur cette membrane plusieurs ramifications sanguines qui partent de tous côtés et qui, en l'obscurcissant, empechent les perceptions visuelles à ceux qui en sont affligés et leur causent des douleurs plus ou moins aigües. Les principes de cette maladie étant les mêmes que ceux que nous avons exposés dans la section précédence au sujet de l'Ophtalmie, et le traitement ne différant en rien, on y recourrera sans que nous eussions besoin de le répéter ici, ni en citer des faits concluans. Ceux que nous avons fait mention sont en assez grand nombre pour en prouver la réussite.

Article II

De l'abscès de la cornée

A la suite d'une inflammation violente, il se forme ordinairement un abscès quand on a trop tardé à y porter les secours nécessaires. Il ne faut pas le confondre avec celui qui a été apelé *hypopion*. On reconnoitra le premier en ce qu'il est plus superficiel, et que la matière purulente qui en résulte, se trouve renfermée dans l'épaisseur de cette tunique, c'est à dire entre ses feuillets ou lames. Le second au contraire est plus conséquent et parait beaucoup plus étendu, et le pus qu'il renferme, est aussi en bien plus grande quantité, parce qu'il se trouve placé derrière la cornée dans la première chambre de l'œil, et par cette raison cette membrane demeure saine et intacte à moins que l'inflammation poussée à son dernier période, la matière purulente par son contact immédiat ne l'ait plus ou moins corrodée. Mais nous nous étendrons d'avantage sur ce dernier en parlant cy-après des chambres de l'œil.

Quant au premier abscès dont l'humeur est contenüe dans les interstices de la cornée, il est beaucoup moins dangereux que l'autre. S'il reconnoit une cause interne semblable à peu près à l'une ou l'autre raportées dans la section précédente concernant l'inflammation, on doit user des remèdes internes propres à la détruire; nous ne les rapellerons pas, mais nous y renverrons le lecteur. Et pour topiques à l'œil, on employera notre Opiat Ophtalmique nº .... et alternativement les colyres .... soit en embrocations, soit en bains locaux. Et si après la guérison il restoit une tache légère au siège de l'abscès, on la détruira en instillant matin et soir du colyre nº .... Quoique nous eussions déjà prouvé le succès de ce traitement par divers faits de pratique, nous croyons devoir encore consigner le suivant pour venir à l'appui de ce simple traitement.

LXLI. Observation. L'enfant du Sr Bedos, tapissier à Montpellier, agé de 9 à 10 ans, conservoit depuis environ 2 à 3 mois une inflammation si violente à son œil gauche qu'il y succéda un abscès presque au centre de la cornée qui le frustroit de la vüe, et le faisoit soufrir. Traité longtems, le mal empiroit toujours quoique les remèdes fussent assez apropriés à son état; alors M. Noyez, Médecin vétérinaire, qui étoit de la connoissance des Parens de cet enfant, me l'adressa avec une lettre pour me prier de lui donner mes soins. Je le fis avec plaisir. Des que je vis l'état facheux de cet organe, je n'eus rien de mieux à conseiller, pour épargner à l'enfant l'ouverture de cet abscès dont il étoit atteint, et qui n'étoit nullement disposé à cette petite opération, que l'usage de notre Opiat Ophtalmique nº .... au milieu du jour, et celui du colyre nº .... matin et soir. Je lui donnai gratuitement de ces remèdes, on les employa de la manière que je le prescrivis, et 15 jours après le Père et la mère vinrent me remercier de la guérison de son enfant. Mais pour empêcher le retour de son mal à l'œil, je lui ordonnai quelques doux purgatifs, des boissons rafraichissantes, et le tout soutenu d'un bon régime de vie.

Article III

De l'ulcère de la Cornée

L'ulcère de la cornée se manifeste d'abord par une petite perte de substance, et un engorgement de ses vaisseaux lymphatiques tantôt avec fluxion grave à la conjonctive, et tantôt sans fluxion ou presque point. Lorsque cette affection est accompagnée de fluxion grave, le malade qui en est incommodé ne peut y distinguer qu'imparfaitement les objets à cause de la sensibilité de la lumière, soit naturelle, soit artificielle, et il en soufre plus ou moins suivant l'étendue et la profondeur de l'ulcère; à cela est joint un larmoyement involontaire qui le gêne éxtraordinairement. Si au contraire l'ulcère est sans fluxion ou qu'il y en aye peu, la maladie se guérit bien plus promptement et ne présente pas à beaucoup près autant de dangers.

Différentes causes peuvent produire ce genre d'affection, telles que les playes, les contusions, les brulures, etc., elle vient aussi communément à la suite de l'Ophtalmie, ou être l'effet d'une affection générale de la constitution comme un vice ecrouelleux, scorbutique, ou vénérien, etc. Elle est aussi précédée d'une rougeur plus ou moins grande.

On doit donc avant tout rechercher ce qui pourra y avoir donné lieu, car si ce mal vient d'une cause interne, il faut mettre en usage les délayans, les tempérans, les purgatifs légers, et les fondans analogues au vice qui l'aura déterminé, et le traitement que nous avons prescrit d'autre part sufit pour en completer la cure de concert avec notre Opiat Ophtalmique n° .... et les colyres n° .... ou bien encore l'eau vegeto-minérale. Si elle n'est purement que locale les simples topiques la guériront sans autre secours.

LXLII. OBSERVATION. M. Recoule, Père, Médecin de la Miséricorde de Montpellier, m'envoyât il y a quelques années le nommé Sicard, ancien militaire agé de 60 ans environ, auquel il donnoit ses soins pour une fluxion périodique à laquelle succéda un ulcère qui fut se placer presque au centre de la cornée de son œil droit. L'ayant éxaminé avec attention, je fus assez surpris de ce qu'il n'étoit point accompagné de rougeur ou au moins bien peu, alors je me servis seulement de notre Opiat Ophtalmique nº ...., et avant un mois ce séxagénaire fut entierement débarrassé de son infirmité à l'œil, et prêt à vaquer à ses affaires ordinaires. Il n'y resta après [illegible]uérison qu'un léger nuage sur la cornée à l'endroit même ou siégeoit l'ulcère dont il s'agit, qui, en lui interceptant une partie des rayons lumineux, lui offusquoit la vûe. Alors pour combattre avec éfficacité cette nouvelle affection à laquelle je m'attendois, je lui fis injecter matin et soir de l'eau saphyrique nº .... et au milieu du jour d'un colyre fait la pierre divine nº .... Ces eaux continuées l'éspace d'environ trois semaines la cornée transparente reprit déjà la transparence ordinaire. D'après ce dégré d'amélioration je suprimai le dernier colyre, et le malade se contenta d'user une fois par jour à l'eau bleue céleste qui un mois après acheva la cure, et le Medecin dénommé plus haut qui lui rendoit de tems en tems ses visites, fut témoin de l'entier retablissement de son œil auquel il ne s'attendoit pas à cause de son âge avancé.

L'on doit voir combien il est intéressant de ne point perdre de vûe une pareille affection, car en la négligeant, il en résulteroit par la suite une tache connûe sous le nom d'*Albugo*, qui suivant son siège et son étendue, feroit perdre en tout ou en partie la vûe au malade par l'interruption des rayons de lumière dans l'œil, et ne pourroit point se réparer. Je dirai même plus qu'il pourroit y arriver quelque chose de pis, ce seroit la rupture totale de la cornée par la corrosion de l'ulcère, qui, en détruisant peu à peu les lames ou feuillets de cette membrane, causeroit une tumeur, plus ou moins considérable par la sortie d'une portion de l'uvée, et ce nouveau genre de maladie prendroit le nom *d'hernie vraie* ou de *staphilôme vrai*. Quelque fois ce mal ne va pas jusqu'à cette période, l'ulcère ne ronge pas toujours toute l'épaisseur de la cornée, elle en laisse subsister quelques feuillets, mais cela n'empeche pas pour cela que la vûe n'en soit considérablement affaiblie par une tumeur ou bosse qu'elle produit à cette tunique, et j'ai surnommé cette dernière affection dans mes ouvrages de pratique sur les maladies de l'œil énoncées plusieurs fois dans celui-cy, *hernie fausse*, ou staphilôme faux pour la distinguer d'avec la précédente. Mais il sera question cy-après de ces deux cas.

Article IV

De la fistule de la Cornée

La fistule de la Cornée se remarque par une petite ouverture qui est sur l'un des points de sa surface, d'ou il découle sans cesse une humeur claire et limpide qui n'est autre chose que le fluide aqueux qui s'échape des chambres de l'œil que nous apellons *humeur aqueuse*. Cette humeur par son acreté naturelle, irritant le globe de l'œil, lui cause une rougeur plus ou moins apparente, et procure une imperfection de vûe à celui qui en est atteint tant par les fausses réfractions que produit ce fluide aqueux, qu'à raison du trou fistuleux de la cornée.

Cette maladie, quoique très simple en apparence, peut cependant devenir encore plus facheuse, si on ne la traite promptement et avec méthode. La raison la plus sensible est que la fistule venant à s'aggrandir peu à peu comme nous l'avons vu dans notre pratique, peut occasionner un staphilôme vrai, c'est à dire la sortie d'une portion de la tunique aqueuse qui tapisse la partie concave de la cornée, et même celle de l'uvée; de là la perte partielle ou totale de la vüe, ajoutons à cela une difformité à l'œil qui dégrade la figure de celui qui en est travaillé, si on ne recourre promptement à la chirurgie des yeux pour y mettre un terme, et en pareil cas, il n'y a qu'un habile Oculiste à qui cela regarde particulierement, mais nous en parlerons avec plus de détail cy-après.

Le traitement simple que nous avons indiqué précédemment par l'usage de notre Opiat Ophtalmique nº .... apliqué immédiatement entre le globe de l'œil et les paupières, est le seul et le plus convenable pour guérir la fistule de la cornée. L'on s'en servira principalement le soir avant de se coucher, en prenant le soin de bien faire remuer les paupières au malade, afin que l'Opiat, en s'étendant par sa fonte dans l'œil, puisse pénétrer à l'endroit du trou fistuleux et parvienne bientôt à le cicatriser. On employera également deux ou trois fois dans le jour l'un ou l'autre des colyres nºs .... ou bien encore l'eau végeto-minérale.

S'il y a une des causes internes déduites au 1er article qui ait déterminé le trou fistuleux dont il s'agit, il ne faut point négliger les remèdes propres à la détruire, mais si cette incommodité est survenue à la suite de quelques accident, les topiques seuls indiqués sufisent pour la terminaison de la cure.

LXLIII OBSERVATION. Le Pere Jean-François, capucin, de la maison de Lunel, fut attaqué à l'œil droit d'une fistule à la cornée transparente que lui laissa une longue Ophtalmie. Comme les perceptions visuelles en étoient beaucoup diminuées, et qu'il apréhendoit de le perdre, il se rendit à ce sujet à Montpellier pour consulter. Adressé à M. Petiot, habile Médecin, ils vinrent l'un et l'autre me trouver, afin de prendre mon avis, attendu que ce religieux jouissant de la meilleure santé, ce Praticien qui l'accompagnoit, ne consideroit son mal à l'œil que purement local. L'ayant éxaminé scrupuleusement, il ne me fut pas difficile d'y reconnoitre un petit trou fistuleux placé presque à l'union des deux cornées du coté du petit angle, qui ressemblait assez à celui qu'on feroit dans un morceau de parchemin avec la pointe d'une petite aiguille, et dont il en découloit sans cesse une eau claire semblable aux larmes, qui ne pouvoit être quel'humeur aqueuse contenüe dans les chambres de l'œil. Et par sa sortie continuelle lui occasionnoit non seulement parfois des cuissons, mais encore un larmoyement involontaire qui l'empêchoit de s'occuper à la lecture; ajoutons à cela que son œil étoit atteint d'une atrophie partielle causé par l'épiphora dont nous venons de parler. Or il y en avoit assez pour faire craindre la perte de cet orgâne si je n'y avois porté les secours suivans.

Je commençai de suite à lui placer entre le globe de l'œil et les paupières gros comme une demie lentille de notre Opiat Ophtalmique n° .... Une fois fondüe dans cet orgâne, j'eus la précaution de lui bien faire remuer les paupieres en tout sens, et même d'y porter mes doigts par dessus leur surface pour forcer une portion de ce remède d'enduire le trou fistuleux. Ce premier pansement fait en présence de ce Medecin, je continuai chaque jour à en faire autant vers le milieu du jour, et l'on employoit outre cela les colyres n^{os} .... l'un pour le matin et l'autre pour le soir, un mois après le trou fistuleux de la cornée fût parfaitement guéri, l'œil reprit son volume ordinaire, et le malade fut entièrement délivré de son larmoyement involontaire qui le gênoit éxtraordinairement. Il n'y restat après sa guérison qu'un très petit point blanchatre à l'endroit où étoit le trou fistuleux, mais qui ne l'empêchoit nullement de bien y voir de cet œil, parce que cette petite tache n'anticipoit nullement sur le bord de la prunelle.

Article V

Tumeur apelée Staphilôme qui survient à la Cornée

Le staphilôme est une élévation plus ou moins considérable que l'on distingue sur la surface de la cornée transparente. Il en est de deux sortes, l'un est apelé Staphilôme faux, et l'autre Staphilôme vrai; on peut encore la désigner sous le nom d'hernie fausse ou imparfaite, et d'hernie vraie ou parfaite. Je suis le premier qui ait établi cette division dans mes ouvrages de pratique sur les maladies des yeux énoncés d'autre part, et je l'ai crû utile et nécessaire pour différencier ces deux cas, parce que le traitement n'en est pas le même.

Cette affection est ordinairement la suite d'une violente inflammation produite soit par une cause interne, soit par une cause éxterne. On reconnoitra ce premier état maladif de la cornée désigné sous le nom de *Staphilôme faux*, ou *d'hernie fausse* ou *imparfaite* par une protubérance contre nature fixée sur un des points de la surface qui ne doit sa naissance qu'à la corrosion de plusieurs de ses feuillets ou lames par l'effet d'un dépôt qui aura été négligé ou mal traité, parce qu'elle n'a plus cette épaisseur nécessaire pour résister à l'impulsion du fluide aqueux renfermé dans les chambres de l'œil.

Nous ferons aussi remarquer que cette tumeur peut avoir lieu sans aucune perte de substance de la cornée. Son opacité totale apelée *leucoma albugo* ou vulgairement *dragon*, joint à l'engorgement de ses porres éxcréteurs par l'humeur morbifique qui y aura séjourné, est la cause puissante pour déterminer cette première éspèce de staphilôme, mais à un dégré beaucoup plus considérable.

La seconde éspèce de *Staphilôme* apellé *vrai* ou *parfait*, ne sera pas moins autant sensible à la vûe que le précédent par une tumeur plus ou moins apparente produite par la lésion de la cornée qui éxistera dans toute son épaisseur, soit qu'elle soit survenûe à la suite d'un ulcère, d'un abscès, etc., soit à la suite d'un coup reçu à l'œil par un instrument pointu et tranchant, ou par d'autres corps étrangers. Ce dernier cas se voit assez fréquemment et je l'ai vû encore dernièrement à Paris au mois de nivose an dix par le nommé Claude Vautier, Casimir Marchand agé de 21 ans à qui pareil accident étoit arrivé par une ésquille de bois qui sauta à son œil droit, au moment qu'il fendoit un morceau de bois.

Mais nous observerons que cette dernière éspèce de *staphilôme* peut être produit d'un coté par la sortie d'une portion de la tunique aqueuse (membrane qui tapisse l'intérieur de la cornée et que peu d'anatomistes admettent), et de l'autre par celle d'une portion de l'uvée, cas bien éssentiel à considérer dans le traitement qui doit être bien différent comme on le verra cy-après.

Or suivant la lésion de la cornée, la tumeur herniaire sera plus ou moins considérable, et le procédé curatoire sera différent.

Si donc la tumeur est petite, elle ne pourra être produite que par le forjettement d'une portion de la tunique aqueuse à cause de l'impulsion de l'humeur aqueuse contenüe dans les chambres de l'œil. Mais si la lésion de la cornée est plus grave, la tumeur herniaire dès lors sera plus volumineuse et de toute autre couleur, parce qu'elle sera formée par la sortie d'une portion de l'uvée, et on en reconnoitra cette dernière éspèce par la prunelle qui, au lieu d'être ronde, sera tout à fait irrégulière et beaucoup plus petite. Il arrive même quelquefois qu'on en voit plus aucune trace, et que la protubérance qu'elle forme au dehors de la cornée a la figure d'un grain de raisin auquel les auteurs l'ont comparé.

Quand l'on rencontre la première éspèce de staphilôme que nous avons surnommé faux, qu'il dépendra de la présence d'un ulcère placé sur l'un des points de la cornée transparente, il n'y a pas d'autre traitement à suivre que celui dont nous avons fait mention dans les articles précédens, c'est à dire, d'user une fois le jour de notre Opiat Ophtalmique n° .... et soir et matin à l'alternative des colyres nos.... L'ulcère par ces simples moyens se guérira et le staphilôme disparoîtra par la régénération des feuillets de cette tunique, surtout s'il n'y en a pas un grand nombre de détruits, et si le mal n'est point fort ancien; car sans ces circonstances il seroit difficile d'y parvenir.

Si le staphilôme dont il s'agit est causé par l'obscurcissement de la cornée, connu sous le nom *d'albugo*, ou vulgairement apelé *Dragon* et par l'obstruction totale de ses porres éxcréteurs comme on le voit communément à la suite de la petite vérole, sans qu'il y eut même aucune perte de substance de la part de cette tunique, il y a peu d'espoir à pouvoir le faire céder, à moins que, sitot l'hypopion formé, on ne pratique adroitement et avec légereté des mouchetures sur sa surface, et qu'alors on pourroit se promettre du succès si l'on est assez heureux que de donner issue à l'humeur stagnante qui se trouve logée dans les interstices de cette membrane, en suposant que le siege du mal soit véritablement là; car s'il vient d'un hypopion formé dans les chambres de l'œil, il y a une autre conduite à suivre, voyez ce que j'ai consigné à ce sujet dans mon cours sur la chirurgie des yeux a . . pag. . . . . tom. V. car je ne dois nullement m'occuper dans cet ouvrage de la chirurgie des yeux à moins que je n'y sois quelquefois forcé par les circonstances.

Le *Staphilôme vrai*, ou *parfait* doit être considéré de deux sortes, et j'ai trouvé à propos de faire cette division pour empêcher d'erreur pour le traitement, et ne point y mettre de confusion. La première est formée comme nous l'avons dit plus haut par la chûte d'une portion de la tunique aqueuse à travers la cornée ouverte dans toute son épaisseur, et la seconde par le déplacement d'une partie de l'iris oú uvée qui s'y trouve renfermée, quelque fois sans étranglement, et d'autrefois avec étranglement suivant le plus ou moins de tension qu'il y a dans cette partie qui, pour l'ordinaire, et en pareil cas, est presque toujours accompagné d'inflammation. Si le *Staphilôme* est seulement causé par la tunique aqueuse, la vûe n'en est seulement qu'affaiblie, et le danger n'est point aussi grand que dans l'autre éspèce, à moins qu'il ne soit entièrement négligé ou mal soigné. Mais si la tumeur formant le second genre de *Staphilôme* est produite par l'uvée, la vûe en est au contraire perdûe en tout ou en partie relativement à son volume, et les malades en soufrant des douleurs aigües, il est difficile de la recouvrer si on n'administre sagement les moyens utiles à sa réduction.

Les remèdes propres pour combattre avec éfficacité le

Staphilôme vrai, ou la *hernie vraie* ou *parfaite* causé par la tunique aqueuse, sont d'employer notre Opiat Ophtalmique n° .... au milieu du jour, et soir et matin les colyres n° ....Si, après une huitaine de jours, la tumeur herniaire n'a point diminuée, il faut recourrir à des moyens plus actifs; en ce cas il faut la toucher légèrement avec un caustique quelquonque, et par là on sera certain de la destruction. Dans un cas semblable, je me sers avec le plus grand succès de l'huile glaciale d'antimoine que j'aplique avec adresse à la faveur d'un petit pinceau de peintre en mignature connu sous le nom de *Gonipium*. Une seule aplication sufit ordinairement pour atteindre à ce but, mais il faut avoir l'éxacte précaution de faire baigner immédiatement l'œil dans du lait récemment trait, et même de réitérer ce bain plusieurs fois de suite, afin d'arrêter la trop grande activité de ce caustique. Le lendemain et les autres jours on pansera cet orgâne avec notre Opiat Ophtalmique et les colyres susdits qui termineront en peu de jours la cure. Si après la guérison, il venoit à rester à l'endroit du staphilôme une petite tache, on useroit de l'eau saphirique n° .... ou bien on recourreroit aux autres topiques qui seront indiqués après pour ces sortes d'affections.

Le second cas de *Staphilôme vrai* causé par l'uvée, est beaucoup plus majeur que l'autre, en ce qu'il intéresse une des parties de l'œil la plus essentielle pour la vûe; si la tumeur n'est cependant pas bien considérable, c'est à dire qu'elle n'égale pas plus en grosseur que la tête d'une mouche ordinaire comme on le voit fréquemment, il n'y a rien de mieux à faire que d'employer notre Opiat Ophtalmique, et les colyres déjà prescrits pour la faire disparaitre, c'est ce que la pratique nous a démontré plusieurs fois. Mais si elle est beaucoup plus volumineuse, et qu'elle soit à peu près de la forme d'un grain de raisin, son traitement est dès lors du domaine d'un Oculiste instruit et bien expérimenté pour la faire rentrer dans l'intérieur de l'œil, et se conduire en pareil cas comme pour la réduction d'une hernie. Voyez à ce sujet l'opération décrite à la page 114 de l'ouvrage énoncé d'autre part au tom. Ier.

Raportons maintenant ici deux cas analogues aux deux éspèces de *Staphilôme* dont nous vènons de nous entretenir.

LXLIV. Observation. Un des enfans du nommé Borely, trompette de la ville de Montpellier, agé d'environ 10 à 11 ans, avoit éssuié une forte inflammation à l'œil gauche à laquelle succéda bientôt un ulcère sur un des points de la cornée transparente qui, en ayant diminué une partie de son épaisseur, donna lieu dans peu à une petite protubérance de la couleur d'un blanc sale qui en interceptoit une partie des rayons visuels. Les parens de cet enfant fort inquiéts sur la nature de cette affection, vinrent me trouver d'après le conseil que leur en avoit donné M. Petiot, habile medecin de cette ville, qui n'avoit pas discontinué ses soins jusqu'en avril 1785 ou ce jeune malade me fut présenté. D'après mon inspection, je ne vis pas d'autre ressource pour guérir l'œil de cet enfant que d'employer notre Opiat Ophtalmiqué n° .... et alternativement les colyres n° .... Chargé de leur administration, je m'en servis consécutivement l'éspace d'un mois, et déja je m'aperçus d'une diminution de la tumeur herniaire, et la tache un peu moins sensible. Je retranchai alors l'usage de l'opiat Ophtalmique, et je m'en tins à celui des colyres. Un autre mois après, le *staphilôme faux* étant encore devenu moins apparent, je me contentai d'achever la cure avec la liqueur Ophtalmique n° .... On instilloit matin et soir plusieurs gouttes dans l'œil, et six semaines après l'enfant fut guéri.

LXLV. OBSERVATION. Le nommé André Creze, tanneur, domicilié à Montpellier, se presenta à moi le 26 décembre 1784 pour me faire voir l'œil droit d'un de ses enfans de l'âge de 7 à 8 ans qu'il croioit entièrement perdu à cause de la présence d'une tache qui lui couvroit la prunelle, et dont il ne pouvoit en rien distinguer. Après l'avoir considéré très scrupuleusement, je rassurai le père de cet enfant, malgré que j'y aperçu une petite tumeur herniaire sur la cornée de la grosseur d'une grosse tête d'épingle qui débordoit un peu de sa surface et qui couvroit presque entièrement la prunelle; elle laissoit néanmoins encore assez d'espace pour laisser voir le trou de l'uvée parfaitement régulieres. A ces symptomes se joignoit encore une légère fluxion. C'étoit donc un staphilome vrai ou parfait, puisqu'il y avoit lésion dans toute l'épaisseur de la cornée qui procura assez d'ouverture pour qu'une portion de la tunique aqueuse s'y engagea par l'impulsion du fluide aqueux contenu dans les chambres de l'œil. Indécis cependant sur le parti que je prendrois dans cette occurrence pour sa destruction, c'est à dire, si je ferois par le caustique, ou par les autres topiques déjà mentionnés, je résolus d'éssaier ces derniers moyens comme beaucoup plus doux et moins douloureux, me réservant ensuite d'employer le caustique, si ceux-cy devenoient infructueux. Je le fis sous les yeux de M. Courrege, Pere, chirurgien et de Depuis, Professeur à St-Cosme, et je ne les employai pas au delà de deux mois que l'enfant fut entièrement délivré de son staphilôme, et il ne restât à son œil qu'une tache très légère qui ne l'empechoit nullement de bien dénomer les objets; mais je conseillai toujours aux Parens l'usage du colyre n° .... pour en achever l'entière destruction. Je ne sais si l'on suivit mon dernier avis, mais je n'ai plus revu depuis ni le pere ni l'enfant, mais il y a lieu de le présumer, car on seroit sans doute venu m'en instruire.

Soit encore une nouvelle preuve du succès du traitement que nous venons de développer dans le présent article par une autre observation concernant le *Staphilôme vrai*, mais bien plus conséquent que ce dernier, puisqu'il dépend de la chûte d'une portion de l'uvée à travers la cornée transparente corrodée dans toute son épaisseur par un abscès à l'endroit du siège de la tumeur herniaire par la suite d'une inflammation.

LXLVI. Le nommé Giraud, marchand de vin à Montpellier, agé de 43 ans, fut atteint d'une si violente Ophtalmie à l'œil gauche en mai 1786 que malgré les soins qui lui furent prodigués par MM. Sabatier, Professeur en Médecine, et Thérond, chirurgien dans la même cité, ne purent empêcher la formation d'un petit abscès qui se fit du coté de l'angle interne de son œil sur la cornée transparente vers les bords de la prunelle, lequel après avoir rongé tous ses feuillets, donna jour à la sortie d'une petite portion de l'uvée, et conséquemment de former une *vraie hernie* de cette tunique, ou pour nous servir des termes techniques de l'art, un *vrai Staphilôme* qui ressembloit assez par sa couleur à une grosse tête de mouche. et qui otoit à ce malade la faculté partielle de la vûe. A ces symptômes se joignoient un restant de rougeur au globe de l'œil avec quelques douleurs.

Telle étoit la situation de cet organe, lorsque les personnes de l'art dénommées cy-dessus me firent apeler pour conférer ensemble sur les moyens curatifs. Rendu chez ce malade avec elles le jour indiqué, je proposai immédiatement après avoir éxaminé scrupuleusement son œil comme le parti le plus sûr et le plus prompt, l'opération usitée en pareil cas, c'est à dire, de faire une petite ponction à l'uvée en suivant la rectitude de ses fibres longitudinales, afin de débrider la hernie qui paroissoit au travers de l'ouverture de la cornée comme étranglée, ensuite de faire rentrer dans l'œil le lambeau de l'uvée, s'il ne rentroit de lui-même comme je l'ay vû arriver quelque fois en prenant la précaution de faire bien renverser la tête du malde en arriere. Et dans le cas que le malade se refusa à ce procédé curatif, d'éssaier l'usage de notre Opiat Ophtalmique et des colyres mentionnés dans les observations précédentes, qu'ils avoient eu des heureux résultats dans de pareilles circonstances, et que le pis aller, on seroit toujours à tems de le pratiquer. Sitôt que j'eus tenu ce dernier langage, le malade qui étoit présent à notre consulte, ne voulut pas être traité d'autre maniere. Chargé par tous les assistans du traitement, je m'en acquittai de la maniere suivante, et toujours en leur présence.

J'employai d'abord matin et soir de notre Opiat Ophtalmique n° .... et trois ou quatre heures auparavant je recommandai qu'on y instilla dans l'œil du malade les colyres n° .... savoir du n° .... le matin, et du n° .... vers les trois ou quatre heures du soir. Ces divers pansemens ne furent pas suivis au delà d'un mois que la tumeur herniaire avoit pour ainsi dire disparüe. Des lors je ne me servis plus qu'une fois par jour de l'Opiat Ophtalmique et toujours des colyres. Enfin cinq semaines après cet orgâne fut guéri, et il n'y restât plus qu'un petit point blanchatre à l'endroit de la cicatrice de la cornée qui ne pouvoit nullement gêner l'entrée des rayons lumineux dans l'œil, parce qu'il étoit placé à environ trois quart de ligne de la prunelle qui étoit régulière; aussi cet homme n'y voioit aucune différence dans les perceptions visuelles de cet œil d'avec l'autre. Quant à quelques remèdes internes qui me parurent utiles au malade, j'en laissai totalement le soin au médecin cy-dessus.

Tel est le succès que j'ai obtenu du traitement que je viens de raporter dans plusieurs cas semblables, mais dont on ne peut se promettre quand le staphilôme est plus volumineux, c'est à dire, quand il ressemble en quelque sorte à un grain de raisin ordinaire; c'est alors qu'il est urgent de recourrir à l'opération, si l'on veut réussir à la réduction de ce genre d'hernie, et rendre la vûe à ceux qui ont le malheur d'en être attaqué. Voyez la maniere d'y procéder dans l'ouvrage énoncé à la page 124, tome Ier.

Article VI

Des taches, ou tayes de la Cornée

Il nait des brouillards, des taches ou tayes sur la cornée transparente à la suite des inflammations qui ont persisté longtems. On leur a donné differens noms à raison de leur éspèce. On a apelé les prémiers *leucoma Nephelium*, qui veut dire *tache* ou *brouillard de la cornée*; les secondes, *leucoma albugo* ou *tache blanchâtre*; et les troisièmes, *leucoma cicatrix*, ou *tache causée par une cicatrice*.

Les taches connûes sous le nom de brouillards, sont les plus simples. Elles se reconnoissent au premier coup d'œil par un ternissement qui paroit sur la cornée et qui obscurcit tellement la vûe qu'il semble que l'on y voit un brouillard ou une fumée plus ou moins épaisse. Lorsque ces taches ne sont pas très anciennes, et que les sujets sont encore jeunes, on les guérit facilement, et surtout lorsqu'il y a quelque vestige d'inflammation.

Pour cet éffet je me sers avec succés de notre Opiat Ophtalmique nº ... et des colyres nº .... Si ces moyens ne sufisent pas, j'ajoute un autre pansement avec l'eau bleue céleste nº .... Rarement ce traitement échoue lorsqu'il est continué quelque tems, et que la maladie n'est que locale.

S'il y a quelque vice interne chez le sujet, il faut en même tems chercher à le détruire par les remèdes internes et par un bon régime de vie. Mais il est rare qu'on se trouve dans ce cas, car en général ces sortes de taches ont pris un caractère de localité, c'est pourquoi nous avons toujours réussi à les guérir avec de simples topiques. Parmi plusieurs faits de pratique que j'aurais pu mettre au jour, je me restreindrai au suivant.

LXLVII. Observation. En janvier 1789, je fus mandé chez M. Duquela demeurant à Montpellier pour M. Dabagues, sa fille, venant éxprés de Nismes avec sa Demoiselle agée de 10 à 11 ans pour me consulter au sujet d'une tache qu'elle avoit au centre de la cornée de son œil droit qui la rendoit louche. Etant de la nature apellé *leucoma Nephelium* qui lui survint peu de jours aprés l'éruption de la petite vérole, et jouissant d'ailleurs de la meilleure santé, je la regardai purement locale.

Dans cette idée je conseillai seulement l'emploi de l'eau saphyrique nº .... que je lui préparai moi-même; on eut le soin de lui en instiller trois fois par jour dans l'œil en remuant éxactement les paupières, et trois mois de son usage ont sufit pour la faire disparoître entierement avec sa loucherie. Mais j'observerai qu'aprés le premier mois de pansement, je les reduisis a deux, ensuite le dernier à un. M. Vigouroux, Pere, Professeur en chirurgie qui etoit le chirurgien ordinaire de cette maison, et qui eut par là occasion de visitter souvent l'œil de cette jeune Demoiselle, fut lui-même témoin de cette cure.

Nous ne dissimulerons pas que ces sortes de taches ou de tayes dégénèrent souvent en d'autres dont il a été question qui sont bien plus conséquentes lorsqu'on est assez insouciant pour les négliger. Un traitement mal entendu peut aussi produire le même effet, quand on se livre aveuglement à ces personnes qui, à l'aide de quelques remèdes spécieux, prétendent guérir, ou guérissent par hazard certaines maladies des yeux, et s'imaginent apliquer ces remedes à tous les cas, tandis qu'elles augmentent souvent le mal, et font perdre aux malades une ressource plus certaine qu'il auroit trouvée auprès d'une personne de l'art bien instruite.

Ces sortes de taches ou tayes sont plus ou moins larges; tantôt elles n'occupent qu'une très petite portion de la cornée sans couvrir la prunelle, et par conséquent ne gênent point le passage des rayons lumineux qui y passent pour y peindre les objets que nous apercevons; tantôt aussi elles s'étendent sur une partie de cette ouverture, et suivant l'étendüe qu'elles occupent, diminuent plus ou moins la vüe de ceux qui en sont affectés. D'autrefois elles s'étendent jusqu'à couvrir toute la prunelle et privent entierement de la vüe lorsqu'on y a pas opposé des remèdes éfficaces, ou que l'on a fait de ces remèdes perfides que l'ignorance ou la crédulité adopte trop facilement. Combien d'éxemples ne citerions nous pas pour prouver notre assertion sur ce point important, si nous pensions trouver des incrédules! Mais nous nous contenterons de raporter celui qui fait le sujet de l'observation LXV que l'on trouve à la page 91 de notre Précis, ou Cours d'opérations sur la chirurgie des yeux, etc., au tome II.

Il s'agit ici de l'œil droit de Madame Saurin demeurant

à Bagnols, qui affecté d'une simple taye, qui auroit pu se guérir par le simple colyre prescrit dans l'observation précédente, ou par quelqu'autre de cette nature, devint si volumineux et dans un état si facheux par l'aplication d'une poudre que lui fit imprudemment et par ignorance un frère chartreux des environs de sa demeure, que le Médecin et le chirurgien du lieu ne purent arrêter les progrès du mal malgré l'administration des remèdes tant internes qu'éxternes les mieux entendus. Le cas étant très pressant, on me dépêcha un éxprés en courrier à Montpellier pour me rendre de suite près de la malade, et je partis dans la nuit du lundi 3 janvier 1780 avec M. Roussel, son frere, et fils du subdélégué de M. l'Intendant du Languedoc, pour lui porter des secours. Arrivé près d'elle, mon premier soin fut d'éxaminer son œil que je trouvai si prodigieux, et sortant de son orbite qu'il égaloit à peu près en grosseur un œuf de poule. Les paupieres étoient tellement retirées sur elles-mêmes qu'elles étoient invisibles par le gonflement et les chairs fongueuses qui s'etoient formées sur la conjonctive; la cornée étoit comme détruite par la supuration qui s'etoit établie, et le globe de l'œil étoit si hydeux par sa dureté et sa couleur tirant sur le noir que je le considérai carcinomateux; ajoutons à cela les douleurs les plus aigües que la malade y ressentoit et se propageoient dans toute la tête d'une maniere si éffrayante qu'aucun sommifére n'avoit pû lui procurer le sommeil.

Tel étoit l'état affligeant de cette jeune Dame agée de 22 ans à qui pour lui éviter de plus grands ravages et même lui sauver la vie que ma parut en danger, je ne trouvai d'autre ressource que dans l'éxtirpation, afin qu'après sa guérison, on puisse à la faveur d'un œil d'émail, lui oter la difformité; car je balançai même pour lui faire l'entiere amputation de cet organe sans cette seule considération.

Après quelques heures de repos, je lui fis cette opération en présence de plusieurs personnes de l'art attachées à cette maison, et cinq semaines après, son œil fut entierement gueri et sa santé rétablie.

Puisse cet exemple si terrible servir de leçons à ceux qui accordent si légérement leur confiance à des remèdes qu'ils ne connoissent pas!

Les auteurs qui ont écrit sur les maladies des yeux ont proposé tant de topiques pour la guérison de ces sortes de taches que ceux qui ont été à même de les mettre en pratique, ont été souvent embarrassés sur leur choix. Les uns ont imaginé qu'avec l'usage constant du fiel du poisson, et surtout celui de carpe ou de brochet, de l'huile de noix, de l'aloës même, de l'huile de linge ou de papier, du suc de chélidoine, des éspristš volatils, de corne de cerf, ou de sel ammoniac, et autres remèdes de cette nature, etc., ils viendroient à bout de guérir généralement toutes les taches ou tayes de l'œil. En effet l'aplication immédiate de ces substances sur la partie affectée peut résoudre et faire rentrer dans le torrent de la circulation cette humeur stagnante entre les feuillets de la cornée.

Ces remèdes, je l'avoue, ont pù être d'une grande utilité chez plusieurs sujets, et je les ai employés avec succès dans certains cas, mais non pas chez tous les malades. Je les ai variés souvent, ou je les ai combinés ensemble, ou enfin j'en ai ajouté d'autres, et j'ai réussi sur un grand nombre. J'ay ainsi établi plusieurs recettes différentes, et lorsque l'une manquoit le but de la cure, je recourrois à une autre qui me réussissoit. Inutilement j'ay cherché à en composer qui fut général, mais il m'a été impossible, il a fallu que, par un discernement juste, j'en fisse de différentes natures analogues à la cause et l'éspèce des maladies, et dont j'augmentois ou je diminuois l'activité suivant les circonstances, je me déterminois à un remède plutôt qu'à l'autre d'après le plus ou le moins de délicatesse des yeux, et la variété des tempéramens.

C'est par des essais souvent répétés que j'ai pu porter un jugement sur leur efficacité, et j'en ai formé différentes recettes que l'on trouvera à la fin de cet ouvrage, j'en ai donné d'autres qui m'ont parfaitement réussi, et je n'ai fait mistère d'aucunes. Voici comment et dans quel cas je m'en suis servi.

Lorsque les taches en question étoient seulement placées sur les parties latérales de la prunelle, que les sujets étoient déjà dans l'âge mur, c'est à dire, depuis 30 jusqu'à 50 ans, que je m'apercevois qu'elles ne faisoient plus de progrès, je les abandonnois ordinairement à elles-mêmes, et je conseillois aux malades de n'y rien faire.

Si les personnes étoient encore jeunes, et si les taches aux yeux ne s'étendoient point encore sur l'endroit de la prunelle, soit que je soupçonnasse ou non qu'elles fussent dans le cas de l'y porter, j'en cherchois la guérison tant pour oter la difformité qu'elles produisent à la figure que pour empêcher leur extension. Je me servois d'abord de colyres fort simples, en employant simplement matin et soir l'eau bleue céleste nº .... et si au terme d'un mois, je n'y apercevois aucune diminution, j'ajoutois un troisième pansement au milieu du jour avec le colyre tiede fort avec la pierre divine nº .... et j'en continuois autant de tems l'usage. Si la tache ou taye étoit peu ou point diminuée, j'usois le matin du colyre nº .... Au milieu du jour de la poudre Ophtalmique nº .... et le soir du colyre nº .... C'est ainsi que j'agissois surtout envers les taches qui étoient un peu plus étendues et plus épaisses que ces premières. Lorsqu'au bout d'un ou deux mois je m'apercevois du succès de ces topiques, j'en continuois l'emploi, et sur la fin de la cure je la terminois par le seul usage de l'eau bleue céleste nº .... instillé matin et soir dans l'œil. Et dans le cas contraire j'employois matin et soir ce dernier colyre, et j'en ajoutois un autre plus actif au milieu du jour nº .... comme en ayant éprouvé de très bons éffets. Sa composition consiste dans du fiel de poisson, de l'huile de noix, et de l'esprist volatif de corne de cerf.

Dautrefois et dans certains cas particuliers, je divisois l'usage de ce dernier topique, en me servant chacune en particulier des drogues qui entrent dans sa composition. J'apliquois d'abord le matin du fiel de poisson, au milieu du jour de l'huile de noix, et vers le soir de l'esprist volatil, mais de ce dernier en très petite quantité. Et lorsque je m'apercevois qu'ils étoient trop actifs, qu'ils devenoient trop sensibles aux malades, et qu'ils couroient une Ophtalmie, j'en interrompois l'usage un ou deux jours, et plus s'il en était besoin, pour les reprendre, et je remplaçois cet intervalle par l'emploi des premiers colyres prescrits, ou bien pour en adoucir l'activité, je faisois instiller une demi heure après dans l'œil du colyre calmant nº .... ou plutôt si le cas l'éxigeoit.

Il m'arrivoit aussi parfois, lorsque je me servois le matin du colyre nº 7 sans être divisé, d'employer le soir de notre Opiat Ophtalmique nº .... et quelquefois j'ajoutois un troisième pansement au milieu du jour qui consistoit à instiller dans l'œil plusieurs gouttes du colyre nº .... ou bien de lui faire prendre un bain dans l'eau vegeto-minérale.

Nous observerons ici qu'il faut une grande prudence en employant la liqueur nº 7 soit qu'on la divse ou non; car ce n'est point pour les malades que je l'ai rendue publique, c'est uniquement pour les personnes de l'art, et c'ést pour elles que nous en consacrons la pratique. Dans toute autre main, elle seroit peut-être dangéreuse, et pourroit, comme nous l'avons très bien observé procurer une Ophtalmie momentanée surtout aux malades qui ont les yeux fort délicats.

On peut aussi pour accélérer la cure de ces sortes de taches, en même temps que l'on employera les divers topiques indiqués, faire prendre aux malades pendant un certain tems le mercure à petite dose, et les purger de tems en tems avec une médecine minorative, afin de favoriser l'absorption de la matière qui se trouve épanchée entre les feuillets de la cornée et qui constitue les taches dont il s'agit. J'ai aussi employé pour certains malades du bon quinquina que je leur ai fait prendre intérieurement pendant quelque tems, et j'ai réussi chez plusieurs à déterminer l'absorption de l'humeur qui avoit donné lieu à ce genre d'affection de concert avec les remèdes externes mentionnés.

Voilà la maniere sage et circonspecte qu'il faut suivre pour parvenir à la cure de ces taches opiniâtres, et si après un certain laps de tems, on ne voit aucune amélioration à la vûe, il n'y a plus de ressource, il faut les abandonner a elles-mêmes.

Parmi plusieurs exemples de guérisons que j'ai opéré par le secours des remèdes qui viennent d'être détaillés, soit en m'en servant tantôt en particulier, soit en les combinant relativement aux espèces de taches que j'ai eu à combattre, soit enfin en les alliant d'autre fois les uns avec les autres, je ne m'arrêterai qu'au suivant comme m'ayant paru fixer le plus l'attention du lecteur par la diversité des procédés que j'ai sçu mettre à propos en pratique.

LXLVIII. Observation. M. Pagès, ancien employé dans les fermes, âgé de 46 à 47 ans, natif de Montpellier y demeurant, d'un tempérament gras et plethorique, eut au commencement de l'automne 1777 une fievre bilieuse putride dont il fut délivré par M. Amouroux, Pere, Médecin, mais à cette maladie se joignit une Ophtalmie opiniâtre qui lui laissa après sa guérison des taches qui lui offusquoient beaucoup la vüe des deux yeux, puisqu'il ne pouvoit lire ni écrire. Après l'usage de quelques topiques que ce médecin lui ordonna sans en éprouver aucun succès, il lui conseilla de se livrer entre mes mains pour s'en faire traiter.

A ma premiere visitte le 2 janvier 1778, j'éxaminai dabord l'état de ses yeux avec M: Amorroux. La cornée de l'œil droit étoit parsemée de petites taches en forme de points blanchâtres, éxcépté son centre, qui étoit seulement couvert d'un léger brouillard, connu sous le nom de leucoma nephelium, capable d'intercepter partiellement les rayons de lumière pour eller peindre les objets sur la rétine. Il n'en étoit pas ainsi du droit, toute la circonférence de la cornée étoit saine, mais la partie qui répondoit à la prunelle étoit tout à fait gatée par une tache d'un gris perlé qui ne lui permettoit que d'y voir sur les côtés.

Dans cet état des choses, voici quel fut le traitement que je suivis pour débarrasser la malade d'une pareille infirmité. Je débutai à faire instiller matin et soir dans son œil droit plusieurs gouttes d'eau bleu céleste, et au milieu du jour je lui plaçois gros comme un bon grain d'orge de notre Opiat Ophtalmique nº .... Une ou deux heures après que ce t pique eut produit son effet, on nettoyoit l'œil avec de l'eau tiède animée de quelques gouttes d'eau vulnéraire spiritueuse, et on y instilloit de suite plusieurs gouttes du colyre fait avec la pierre divine nº .... en recommandant au malade de bien agiter l'œil en tout sens, afin qu'il puisse opérer éfficacement. Après 15 jours de ce traitement, les taches ayant parües un peu diminuées, je remplaçai l'eau bleue céleste par l'huile de noix vierge avec partie égale de fiel de carpe, et après 9 à 10 jours de son usage cet organe y étant déja accoutumé je rendis ce remède un peu plus actif en y ajoutant une vingtieme partie d'esprist volatil de corne de cerf, et lorsqu'on s'en servoit, on avoit bien le soin de remuer la phiole qui contenoit ces différentes drogues. Une demie heure après je prescrivis de faire baigner l'œil dans l'eau vegeto-minérale pour prévenir l'Ophtalmie et arrêter les douleurs. Ce pansement continué 20 jours, la tache qui couvroit la prunelle, devint presque invisible, et les petits points grisâtres qui entourroient la circonférence de la cornée étoient beaucoup moins sensibles. Des lors je rendis les pansemens plus doux, en indiquant d'employer le matin l'huile de noix seulement, au milieu du jour l'eau bleu céleste; et vers les quatre heures après midi, le fiel de poisson mêlé avec les deux tiers de la même huile et quelques gouttes d'esprist volatil susdit; enfin de faire prendre à cet œil un bain local dans l'eau de Goulard une heure après ce dernier pansement, et même de le renouveller vers le soir s'il en étoit nécessaire pour apaiser les douleurs, dans le cas que le malade vienne à en ressentir. Et à mesure que la cure se dévelopoit, je fis d'abord discontinuer le colyre fait avec le fiel de poisson et les autres ingrédiens, ensuite l'huile de noix, et enfin l'eau bleue céleste, en sorte que le traitement de ce premier œil dura à peu près 2 à 3 mois, et n'y resta plus après sa guérison que deux petits points blanchâtres à côté de la prunelle qui devinrent si opiniâtres que nous les abandonnâmes aux soins de la nature, mais ils n'empêcherent nullement les perceptions visuelles puisque le malade y voioit ainsi bien qu'avant son accident.

Pour ce qui concerne l'œil gauche, il fut soigné en même tems, mais la tache étant différente et plus épaisse, elle fut beaucoup plus rebelle, aussi le traitement en fut-il aussi plus varié et les remèdes plus actifs. Je commençai par ceux qui ont été décrits plus haut l'éspace d'un mois, ensuite je fis apliquer le matin le fiel de poisson mêlé avec un tiers d'esprist volatil de sel ammoniac, à midi le même fiel mêlé avec moitié d'huile de noix que je lui plaçai moi-même, à quatre heure l'eau divine nº .... et dans les intervalles de chaque pansement, des bains locaux dans l'eau vegeto-minérale pour parer à une nouvelle inflammation à cause de l'activité de ces topiques. Ces divers pansemens furent suivis avec tant d'exactitude qu'après un mois, la tache paroissoit avoir déjà cédée, puisque le malade y voyoit un peu les objets qu'il n'apercevoit point auparavant. Ce léger succès nous encouragea, et nous fit encore varier le traitement pour en obtenir le but désiré. Voici comment et quel en fut le résultat.

Le matin je lui faisois apliquer avec un petit pinceau de peintre en mignature le colyre sec nº .... sur la tache de la maniere que je l'avois démontré. Au milieu du jour j'employai la pierre Ophtalmique nº .... et vers le soir l'huile de noix amalgamés avec deux tiers d'ésprist volatil de sel ammoniac. Les intervalles de ces pansemens étoient occupés par des bains locaux susdits. Un mois environ de l'usage de ces divers topiques, son œil se trouva déja sufisamment éclairci pour discerner divers objets qu'il lui étoit impossible de discerner auparavant, et comme cet organe étoit en quelque sorte accoutumé à des remèdes actifs, je voulus porter les derniers coups, en forçant la nature de faire rentrer dans le torrent de la circulation cette humeur stagnante, et par là parvenir au rétablissement de la cornée. En conséquence je me servis le matin de l'ésprist volatil de corne de cerf pur, au milieu du jour de la pommade nº .... et le soir d'un liniment nº .... Je continuai ces remèdes pendant une quinzaine de jours avec succès puisque le malade y distinguoit presque à chaque jour des objets nouveaux. Après cela je laissai reposer son œil pendant quelques jours en ne me servant que de l'huile de noix matin et soir, afin de ne point attirer une Ophtalmie qui sembloit se montrer, et au milieu du jour il le baignoit dans l'eau vegeto-minérale. Après cela je crus encore devoir varier les pansemens; je pris à cet effet le colyre sec n° .... que j'amalgamai avec sufisante quantité d'éspriṡt volatil de corne de cerf et d'huile de noix n° .... et je l'employai le matin. Au milieu du jour je faisois prendre des bains locaux dans l'eau vegeto-minérale, et le soir je touchais la tache avec le bout d'un petit pinceau trempé dans l'ésprist de sel ammoniac coupé avec partie égale d'huile de noix. Après une douzaine de jours je remplaçai l'opiat du n° .... par celui du fiel de poisson allié avec l'huile de noix et l'esprist volatil de sel ammoniac n° ....

L'œil s'éclaircissant de plus en plus, je suspendis après une quinzaine de jours les topiques pendant 8 jours, et pendant ce tems j'employai les bains locaux dans l'eau de saturne le matin, l'Opiat Ophtalmique n° .... à midi, et le soir l'huile de noix. Après cela je repris le colyre fait avec le fiel de poisson, etc. n° .... qui fut placé au milieu du jour; le matin, l'eau bleue céleste n° .... et le soir le colyre fait avec la pierre divine n° .... Ces remèdes furent continués une autre quinzaine de jours, ensuite rechangés avec les autres cy-dessus jusqu'à ce que la cornée eut repris sa transparence, ce qui arriva après deux mois de pansemens ainsi variés, et le malade eut l'avantage de jouir de la vüe de ses deux yeux, et c'est à quoi, ni lui, ni ses parens ne s'attendoient pas.

Il faut observer que j'eus le soin pendant le cours de ce

traitement d'administrer quelques remèdes internes, et un régime de vie propre à combattre la cause qui donna lieu à cette affection, et je n'oubliai pas surtout l'usage du bon quinquina, et alternativement des boissons adoucissantes et délayantes. Et lorsque j'entrevoyois qu'une nouvelle Ophtalmie commençoit à paroitre, et que le malade soufroit trop par les diverses aplications, je n'omettois pas de les remplacer par d'autres, ou de les adoucir en les alliant avec d'autres remèdes moins actifs, ou bien encore en retranchant à propos les pansemens trop multipliés. Ainsi l'on doit voir par le narré de cette observation, combien il faut s'armer de patience par l'étude des combinaisons des différens remèdes qu'il est nécessaire de faire en pareille circonstance pour atteindre le but de la guérison. Et si par cette maniere sage et circonspecte que je viens d'indiquer pour détruire les tayes ou taches opiniâtres, on ne s'aperçoit pas après un certain tems d'aucun amendement à la vûe, il n'y a plus de ressource, il faut les abandonner à elles-mêmes, ou bien encore éssaier de les guérir par une nouvelle opération qui n'a encore été transmise par aucune personne de l'art, si les malades n'y ont point de répugnance; elle consiste à passer un séton à la partie malade passé de haut en bas, et c'est par son secours que j'ai réussi a rendre la vûe à plusieurs malades qui en étoient privés, mais il ne faut pas attendre que ces taches soient anciennes; car alors l'humeur stagnante qui les forment et qui se trouve contenüe dans les lames de la cornée, étant trop épaissie et concrète, ne pourroit s'en détacher par le moyen du séton qui doit être fort délié et analogue à la délicatesse de l'orgâne; mais ce n'est point ici le lieu de parler d'une si riche découverte, je me propose de le faire dans un mémoire particulier que j'offrirai aux savans de l'art de guérir, et je l'eusse déjà fait depuis bien du tems, si mon intention n'eut été de rassembler un plus grand nombre de faits de pratique sur le succès du nouveau procédé, et que les préjugés auront éloigné par l'idée générale que ces sortes de maladies sont incurables, langage tenu même par les personnes les plus instruites dans l'art de guérir. Mon frere docteur en chirurgie et oculiste à Nancy a même employé ce moyen chez quelques-uns de ces malades qui avoient de ces sortes de taches, et il a également réussi. En publiant mes faits de pratique sur ce genre d'affection, je le prierai de me communiquer les siens, afin de faire connaître l'utilité d'une si belle et si délicate opération.

Ce nouveau procédé opératoire ne s'employe pas seulement dans le cas des taches, car je l'ai mis en usage pour l'hydrophtalmie de l'œil, et j'ai eu de la réussite chez divers sujets; mais j'aurai occasion d'en parler de nouveau en parlant de cette derniere affection. Au reste que risque-t-on d'éssaier un pareil moyen dans une maladie de cette nature lorsque tout est désespéré, et qu'il n'y a rien à craindre; mais il faut une main habile et souvent éxerçée aux opérations oculaires, car sans cela on peut échouer.

Lorsque les taches s'étendent sur toute la surface de la cornée transparente, que les malades ne peuvent plus distinguer les objets, qu'elles sont entierement blanchâtres et épaisses, il n'y a pas non plus d'autre parti à prendre que de tenter le même procédé, ou l'aplication de quelques éscarotique, mais ce dernier demande beaucoup de prudence, et convient principalement quand l'albugo présente une éminence très sensible.

Enfin si lesdivers procédés que nous venons de mettre au jour devenoient infructueux, (car il ne faut pas croire qu'on sera toujours sûr de réussir) des lors c'est le cas de pratiquer un autre procédé dont personne de l'art n'a egallement fait mention qui consiste à remplacer la cornée gâtée par une artificielle de laquelle j'ai parlé à la page 94, tom. 1, de l'ouvrage énoncé. Depuis sa publication j'ai perfectionné cette cornée artificielle, elle n'est plus que d'une seule pièce, et dans peu je la rendrai publique lorsque je trouverai l'occasion favorable d'en faire l'éssai sur des malades atteints d'aveuglement par un albugo parfaitement complet qui voudront se soumettre à cette opération.

Enfin quand ces taches sont produites par quelques cicatrices grossières que nous avons désignés sous le nom de *Leucoma albugo*, et qui causeront également la cécité, il n'y a rien de mieux à faire pour tacher de recouvrer la vüe que ce dernier moyen proposé, ou de garder toute la vie cette cruelle infirmité.

Article VII

Des excroissances de chair qui surviennent sur la cornée

Il arrive quelquefois des éxcroissances de chairs sur la surface de la cornée transparente qui tirent leur origine à la suite de violentes inflammations, soit au globe de l'œil, soit des paupieres. Lórsqu'elles sont volumineuses et assez étendues jusqu'à couvrir le trou de l'uvée, je veux dire, la prunelle, elles privent de la vüe ceux qui en sont travaillés. Parfois on en a vü de petites qui ont été se placer au même lieu, et suivant leur étendüe enlevoient à proportion les facultés visuelles aux malades; si on les négligeoit, elles s'étendoient peu à peu sur cette tunique, la couvroient dans tous ses points, et se terminoient par la perte de la vüe. Lorsque cette maladie ne fait que commençer, que l'on s'en aperçoit, on peut y couper court, et par le seul usage de l'un ou l'autre des colyres n° .... on parvient à la détruire, ou au moins on en arrête les progrès. Si, loin de dissiper, elles augmentent, il faut bien vite y remédier; en ce cas deux moyens se présentent pour leurs destructions; le premier est de les éxtirper, et l'autre est de les toucher légèrement avec l'un ou l'autre des éscarotiques connus. Mais ce traitement en est si délicat qu'il ne peut-être confié qu'à un homme de l'art bien versé dans la partie des yeux. Si elles sont assez volumineuses, l'opération de l'éxcision doit être préférée, parce que la cure en est plus prompte, et n'éxpose pas autant l'orgâne à une Ophtalmie plus ou moins grave, comme de l'entreprendre par le caustique; d'ailleurs elle est beaucoup plus longue et fait soufrir d'avantage les malades. Voila ce qu'une saine pratique m'a demontré mainte fois.

LXLIX. Observation. Le nommé Sorin, Lyonnois, et conducteur de barque de Lyon à Montpellier, agé de 36 ans, avait l'œil gauche travaillé d'une petite éxcroissance de chair qui s'étoit formée peu à peu sur la cornée transparente à l'ouverture de la prunelle. Lui étant survenüe à la suite de plusieurs Ophtalmies qu'il eut à diverses reprises fit qu'il en perdit la vüe. Il consulta à son pays un oculiste qui, des qu'il vit son mal à l'œil, lui conseilla l'opération par l'éxcision; n'ayant jamais voulu s'y soumettre, et son métier le forçant de partir pour Montpellier; il profita du séjour qu'il y fit pour la vente de ses marchandises de venir me consulter. A l'inspection de son éxcroissance à l'œil qui n'éxcédoit pas la grosseur et la largeur d'une lentille que j'en fis le 13 mai 1783, et m'ayant fait part de sa répugnance pour l'instrument, je lui offris de le guérir sans y avoir recours, mais sans lui indiquer les moyens que j'employerois dans la crainte qu'il ne s'y opposa. Y ayant consenti, le même jour et en présence de plusieurs personnes de l'art, et même de quelques étudians en médecine et en chirurgie qui me suivoient dans ma pratique, je pris un petit pinceau de peintre en mignature, j'en trempai l'éxtrémité dans l'huile glaciale d'antimoine, et j'en touchai légèrement toute la surface de son éxcroissance. Immédiatement après, je lui fis prendre plusieurs bains locaux dans du lait recemment trait, je couvris son œil d'une compresse legere assujettie par une bande. Le lendemain j'y mis de notre opiat ophtalmique n°.... coupé avec les deux tiers d'onguent de la mere, et le soir je renouvellai le même pansement. Je continua, ainsi près de 8 jours, et déja son éxcroissance étoit tombée en supuration, puisque son œil bien nétoyé, il en apercevoit déjà tous les objets, éxcépté les plus fins. Mais m'étant aperçu qu'il y restoit quelques points bourgineux de la tumeur charnüe, je me déterminai à les toucher légèrement avec le même caustique, et je le fis sans l'en prevenir; aussitôt après je fis baigner son œil dans le lait comme il a été dit, et le lendemain j'employai de nouveau notre opiat, mais je m'en servis pure. Quelques jours après son œil touchant au terme de sa guérison, je ne mè servis plus que du serat de Gallien allié avec moitié de la susdite Opiat Ophtalmique; une nouvelle supuration ayant détruit les petits bourgeons de l'éxcroissance, je cessai toute aplication d'onguent, et je lui conseillai à la vüe de son œil rétablie l'usage de l'eau bleue celeste matin et soir pour redonner tout l'éclat de la cornée comme elle étoit avant d'avoir eu son accident. Enfin ce malade fut en état de partir et de reprendre ses travaux comme à l'ordinaire au bout de trois semaines.

Nous observerons ici qu'il ne faut pas confondre ces sortes d'éxcroissances avec celles que l'on a apelé *Pterigyon* à cause de sa ressemblance à une petite âile et qui prend ordinairement son origine sur la conjonctive de l'œil vers le grand angle. Lorsque cette éxcroissance s'étend sur toute la surface de la prunelle, elle intercepte tous les rayons de lumiere, et ceux qui en sont attaqués, sont totalement privés de la vüe. Cette affection n'est pas neanmoins difficile à guérir, mais on ne peut y réussir qu'en la disséquant avec adresse. Voyez la maniere de procéder à cette opération dans mon Précis ou Cours d'opérations sur la chirurgie des yeux à la page 33, tom. I. Si cependant le *Pterigyon* ne couvre que très peu la cornée, l'éxpérience a demontré qu'avec le seul usage de l'eau bleu céleste nº .... instillé une fois par jour dans l'œil, elle empêche son acroissement.

Art. VIII

Des playes de la cornée

La cornée transparente peut encore être lésée par quelques coups reçus à l'œil, soit par des instrumens tranchans, soit par des corps contondans, etc. Les playes qui en résultent, peuvent faire perdre la vüe à cause des cicatrices qui s'y forment, si on les néglige ou si elles ne sont pas traitées avec méthode. Quand elles ne sont que simples, c'est à dire, qu'il n'y a que la cornée intéressée, sans y avoir aucune partie interne de cet orgâne qui ait pris part, la cure en est facile. Dans ce cas, l'usage des compresses imbibées d'eau vulnéraire spiritueuse étendüe d'égale quantité d'eau commune, et apliquées sur les paupieres fermées, et renouvellées plusieurs fois dans le jour, sufisent souvent pour terminer leur guérison. On peut aussi introduire dans le globe de l'œil une douzaine de gouttes de cette eau vulnéraire sur un demi verre d'eau bien pure, ou bien lui faire prendre un bain dans cette même eau à la faveur d'une petite baignoire destinée à cet usage; et si la saison est rude, ce simple colyre doit être légèrement tiede. L'introduction de ce défensif est principalement nécessaire lors qu'il y aura un léger épanchement de sang dans les chambres de l'œil pour en procurer la résolution. L'observation suivante va confirmer le succès de ce traitement.

C. Observation. La fille du Sr Batiste Téraire, compagnon forgeron à Montpellier, agée de 18 à 17 ans, couturiere, eut le malheur en cousant avec trop de précipitation de se blesser le 15 octobre 1783 à l'œil droit avec une grosse éguille, et d'en perdre aussitôt les fonctions visuelles par un épanchement de sang qui s'y manifesta d'abord, qui couvrit presque toute l'étendue de la prunelle. Les douleurs vives et un larmoyement considérable qui en furent la suite, joint à l'éffroi d'être frustrée de la vüe de cet œil, la firent tomber en syncope. Revenüe de son évanouissement, elle me fut emmenée par son pere. Son œil étant dans l'état que je viens de le peindre, j'hésitai un moment sur le parti que je prendrois pour lui rétablir la vüe, et j'allois me résoudre d'en faire l'empième pour plus grande sureté, si la malade ne s'y étoit refusé avec opiniatreté dans la crainte de soufrir encore d'avantage. Mais voyant son obstination, je n'eus pas d'autre parti à prendre que la voye de la résolution par le secours des topiques. Alors j'employai seulement ceux que nous avons indiqué cy-dessus. J'ajoutai à ce simple traitement la saignée du pied, je lui fis observer une diete stricte pendant les premiers jours, je la mis à l'usage d'une boisson rafraichissante, garda la chambre sans s'occuper d'aucun genre de travail, et 8 jours après, la guérison de son œil fut couronnée d'un plein succès sans qu'il y resta la moindre cicatrice.

Quelque fois on n'est pas toujours aussi heureux que dans le cas précédent, et la résolution du sang épanché au lieu de se faire, se change en supuration et dégénère en abscès qui prend dès lors le nom d'hypopion. Lorsque cela arrive, il y a une autre conduite à suivre, c'est celle qui sera le sujet de l'article premier dans la section suivante.

Quand les playes de la cornée sont plus majeures que cy-dessus, qu'elles sont plus grandes, elles entrainent souvent à leur suite une maladie beaucoup plus grave, c'est à dire, une hernie des membranes internes de l'œil, et de plus fréquemment celle de l'uvée, qui, pour mieux m'éxpliquer, forme un *vrai staphilôme* qui ne peut se guérir qu'en en faisant la réduction surtout quand il est d'un certain volume, mais il en sera question cy-après dans la section IVe en parlant des accidens qui surviennent à l'uvée.

Lorsqu'une playe à l'œil a été causée par quelques corps étrangers, comme des paillettes de fer, d'acier, d'or ou d'argent comme on le voit presque journellement à ceux qui manient ces divers métaux, ou bien encore par des ésquilles de bois, etc., on ne peut en obtenir la guérison qu'autant qu'on aura fait l'éxtraction de ces corps, encore faut-il se hater de recourrir à ce moyen pour arrêter une inflammation grave, et par la suite la formation d'un dépôt plus ou moins étendu, d'ou s'en suivroit la perte de la vüe, et peut-être même la fonte du globe de l'œil, c'est ce que les Praticiens doivent avoir observé dans le cours de leurs traveaux. Il est inutile que j'apuye ce que j'avance ici par de nouveaux éxemples, ceux que j'ai eu occasion de raporter aux pages .... sont plus que sufisans pour démontrer les dangers auxquels on s'éxposeroit, si on suivoit pas strictement les conseils que nous venons de tracer.

Art. IX

De l'extension de la cornée transparente, et de la diminution de son diamètre

La cornée transparente peut également pêcher par deux causes diamétralement opposées. La premiere consiste dans son éxtension contre nature qui s'avance quelquefois en forme de cône, et la seconde dans la diminution plus ou moins sensible de son diamêtre naturel; c'est en raison de la gravité de ces deux maladies que l'affaiblissement de la vüe est plus ou moins évident tant à celui qui en est mal'heureusement atteint qu'aux yeux de l'observateur. Néanmoins dans ces deux cas la cornée conserve presque toujours sa transparence naturelle. Occupons nous d'abord de la premiere affection concernant l'éxtension de cette tunique, ensuite nous traiterons celle qui regarde la diminution de son diametre.

On reconnoit l'éxtension de la cornée au premier coup d'œil par le volume augmenté du globe de l'œil, et la prunelle qui paroit dans cet état maladif beaucoup plus large que de coutume Des lors cette maladie prend le nom d'hydroptalmie, ou d'hydropisie de l'œil, et les malades qui en sont attaqués y ressentent une pésanteur et une douleur sourde qui est très suportable. A cela est accompagné une faiblesse de vüe plus ou moins sensible relativement à la grosseur démesurée de cet orgâne. Quand cette maladie est poussée à son dernier période et qu'elle est ancienne, les perceptions visuelles en sont entierement abolies, et la prunelle qui est ordinairement plus dilatée en pareil cas, cesse d'avoir ses mouvemens de dilatation et de constriction.

Les avis de ceux qui ont écrit le mieux sur les maladies des yeux, sont partagés sur la cause originaire de cette infirmité. Les uns la font dépendre d'une surabondance du fluide aqueux qui en augmente seulement la quantité, d'autres veuillent qu'elle provienne d'une humeur étrangère qui se mêle avec celui-cy, enfin les derniers prétendent qu'elle vient d'un vice particulier de la masse vitrée qui, en suintant à travers son envelope plus qu'elle ne doit le faire, en augmente le volume de l'humeur aqueuse, et fait ainsi accroître peu à peu le globe de l'œil en grosseur, et par conséquent former la protubérance à la cornée.

Toutes ces causes peuvent très bien avoir lieu, mais personne n'a encore parlé jusqu'aujourd'huy d'une autre bien plus frapante, et que j'ai rencontré quelquefois dans ma pratique, c'est celle qui est produite par l'obstruction totale ou partielle des porres éxcréteurs de la cornée sans aucune autre altération dans l'intérieur de l'œil; j'en ai rapporté un éxemple à la page 396 dans mon Recueil de Memoires et d'observations sur l'œil, et quoique ce cas soit très rare, je vais encore en détailler un autre, afin qu'il puisse servir de règle aux gens de l'art dans le traitement qu'il convient de suivre, lorsque le hasard leur en fera rencontrer de semblables.

Mais de toutes les causes enoncées plus haut, la plus ordinaire suivant les recherches les plus éxactes que j'en ai faites, m'a parue dépendre d'un vice particulier du corps vitré. Et comme ce n'est point ici le lieu de parler du plan curatif au sujet de cette maladie, nous le renverrons à celui qu'il doit naturellement occuper dans la section VIe.

CI. Observation. Madame Fraisico, veuve, demeurant à Marseille avoit un de ses enfans agé de près de 15 ans à un pensionnat de cette ville pour y faire ses études. Peu de tems après il fut surpris par la petite vérole qui parut fort peu. Quelques mois après il se plaignit d'une pésanteur et de quelques douleurs à l'œil gauche avec faiblesse de vüe. Cette dame consulta d'abord M. Demollins, chirurgien qui n'y aperçut rien qui puisse dénoter la moindre indice d'affection dans l'organe de cet enfant, et pensant que c'étoit un éffet de la révolution qui s'opère à cet âge à cause de l'aproche de la puberté, se contenta de lui faire prendre quelques bouillons de poulet précédés d'une purgation ordinaire. On crut que cela sufiroit pour arrêter le cours de cette maladie, mais, loin de là l'affaiblissement de la vüe de son œil augmenta au point qu'on suspendit le cours de ses études, et la mere éxtrémement affligée et inquiete sur l'affection de son fils, fit apeller en consulte MM. Raymond, habile medecin et M. Melissy, chirurgien. En éxaminant les yeux de cet enfant, ils virent bien vite que le droit étoit un peu plus gros que le gauche, mais en poussant leurs recherches plus loin, ils s'aperçurent également bien que le trou de l'uvée avoit un diametre plus étendu et que la prunelle n'avoit pas les mêmes mouvemens de dilatation et de constriction que la gauche. Enfin ayant voulu faire lire ce jeune malade de cet œil en lui fermant éxactement l'autre, il ne le put, éxcepté les lignes en gros caractere. Alors s'étant concerté ensemble sur les moyens curatifs, ils suivirent une série de remèdes pendant quelques mois qui ne produisirent aucun succès, puisque la vüe de cet œil alloit toujours en déclinant, et la protubérance de la cornée augmentoit. Les personnes de l'art citées s'apercevant de plus en plus de la malignité de cette affection déterminèrent la mere à se rendre à Montpellier pour m'en confier le traitement. Arrivée en cette ville le le 11 aoust 1779 avec des lettres de recommandation de leur part pour MM. Broussonnet, Pere, Professeur en Médecine, Laborie, Pere, Professeur à Saint-Côsme, et moi, nous consultâmes ensemble le lendemain l'œil de son enfant.

En examinant très scrupuleusement l'affection de son œil droit, nous distinguâmes bientôt une différence notable d'avec le gauche qui étoit sain; 1° par une protubérance assez sensible à la cornée malgré qu'elle conservoit en quelque sorte sa diaphanéité; 2° par la prunelle qui paroissoit un peu plus dillatée; 3° enfin par son jeu qui étoit fort faible. Après cela nous nous occupâmes à rechercher la cause de cette singuliere inopinée, et la raison pourquoi les deux yeux ne concourroient pas tous deux ensemble à en être frapés? Venoit-elle d'une surabondance du fluide aqueux contenu dans les deux chambres de l'œil, ou d'un suintement contre nature du corps vitré, ou enfin de toute autre cause? C'est ce qu'il nous importoit singulierement de savoir avant d'en entreprendre la cure. A cet éffet nous réitérâmes diverses fois notre éxamen, et en comparant avec soin la situation des deux yeux, je m'aperçus que la cornée transparente de l'œil malade ne paroissoit pas autant humectée à beaucoup près sur sa surface que son congénère, et je le fis remarquer aux personnes de l'art présentes. Et pour leur lever tout doute à cause du silence qu'en ont gardé les auteurs qui ont écrit sur les maladies des yeux, je demandai sa conviction par un nouvel éxamen plus aprofondi, renvoyé au lendemain et par consequent fait à la faveur d'une bonne louppe. Tous du même avis, et rendu chez le jeune malade, je cherchai d'abord amener chez l'enfant un larmoyement abondant, et j'y parvins en fatiguant ses yeux, soit en les touchant avec le bout des doigts, soit en lui faisant prendre quelques petites prises de tabac pour agacer la membrane pituitaire, et lui occasionrer par là des éternuemens et des secousses à la tête, soit même en y soufflant quelque peu de vitriol blanc réduit en poudre. Cet éssai nous réussit à merveille, puisqu'avec le secours de la loupe, nous découvrimes très bien l'éxsudation de l'humeur aqueuse au travers des porres éxcréteurs de la cornée transparente de l'œil sain, mais beaucoup moins sensible sur celle de l'œil malade; aussi cette derniere formoit-elle déja à cause de ce vice, une légère protubérance, et sembloit même avoir perdu un peu de son éclat.

Cette découverte qui ne pût mieux être constatée, nous conduisit donc à connaitre le véritable caractère de cette affection, et c'étoit déja pour nous un grand pas pour nous diriger sur la conduite que nous avions à tenir dans un cas si embarrassant et si délicat. Mais cela ne sufisoit point, il falloit encore en étudier la cause primitive et originaire, afin d'y porter des secours assurés. Et cherchant à les puiser, soit dans la constitution de l'enfant soit dans celle de ses pères et mères, soit enfin dans les maladies qu'il pouvoit avoir éprouvé depuis sa naissance, nous ne fumes pas aussi heureux, car nous ne pûmes tirer aucune induction qui ait pû nous fixer sur ce point. Et tout ce qui nous a paru le plus plausible sur l'événement de son œil, est d'en attribuer la vraie source à la petite vérole qui, n'ayant presque point flué suivant le raport de la Mere et des gens de l'art qui prirent le soin de cet enfant, avoit sans doute laissé chez lui un germe dans l'intérieur de l'economie animale qui s'est ensuite dévelopé peu à peu, et a porté ses ravages sur cet orgâne. Au reste la paieur éxtrême qu'il portoit sur sa figure depuis son irruption, en étoit une preuve trop évidente. C'est donc sur cette cause principale que nous crûmes nous attacher dans le traitement que nous nous proposâmes de lui faire subir pour le débarrasser de son infirmité à l'œil. Mais avant de débuter, il me parut éssentiel d'en détruire la cause secondaire en donnant issüe à l'humeur aqueuse, et par là détruire la tension qui éxistoit sur la cornée transparente. En conséquence je proposai comme un moyen sûr d'y faire au bas de cette tunique une petite ponction vers son limbe, et d'en entretenir son ouverture par les bains locaux réitérés plusieurs fois dans le jour dans une infusion émolliente n° .... en attendant l'éffet des remèdes tant internes qu'éxternes que nous devions employer. L'idée de cette petite opération parut si simple et si utile, que l'enfant sentant le besoin d'échaper à la perte de sa vüe, et s'y étant résigné d'un accord mutuel avec se mere, j'y procédai le lendemain en présence des mêmes personnes de l'art qui y donnèrent également leur assentiment. Sitôt que j'eus éxécuté ce procédé opératoire, le fluide aqueux contenu dans les chambres de l'œil s'écoula par la petite playe, et à chaque trois heures je recommandai de lui faire prendre un bain dans la décoction susdite. Le lendemain j'ajoutai à ces petits pansemens, l'usage de la poudre sternutatoire, et alternativement celui de quelques petites prises de tabac, afin que, par les secousses produites par les éternumens, ils forçent la dilatation des porres de la cornée de concert avec l'emploi des bains oculaires susdits. Je continuai ce traitement pendant 7 à 8 jours, et pendant tout cet intervalle, nous prescrivimes quelques verres de la tisanne n° .... pour préparer l'enfant à un vomitif, et l'emplatre vessicatoire lui fut apliqué derriere les oreilles.

Le 8e jour nous lui donnâmes l'émétique en lavage à dose suffisante pour lui occasionner des nausées et des secousses sufisantes avec cours de ventre, afin de debarrasser les saburres de l'éstomach, et même de procurer un léger dérangement à l'économie animale. Le lendemain nous lui fimes passer un verre de petit lait avec une once et demie de manne en larmes. Nous le laissâmes ensuite reposer pendant 2 à 3 jours, nous contentant de lui faire prendre deux verres de petit lait dans la matinée; de là nous substituâmes l'usage de la rhubarbe concassée infusée à froid dans une grande quantité d'eau ordinaire, et il en buvoit chaque matin trois verres à des distances égales. Ce remède fut pris pendant 9 jours et lui entretint un léger cours de ventre. Ce tems écoulé, nous lui pratiquâmes un cautère au bras, au lieu d'un séton à la nuque que nous avions projetté à cause de la gêne qu'il produit. Des que cet égout fut formé, et qu'il commença à produire beaucoup de sanie, il sembla déjà à l'enfant que sa faiblesse de vüe étoit moindre. A ce léger succès, cela nous encourragea à suivre le plan curatif que nous avions projetté. Alors nous nous déterminâmes à produire de nouvelles nausées avec vomissement au malade, mais pour atteindre plus éfficacement à ce but, nous donnâmes la préférence à l'infusion de l'arnica que nous donnâmes à dose complette; et pour provoquer une sueur abondante nous lui fimes prendre par cuillères d'heure en heure. En effet toutes ces circonstances eurent lieu, et causèrent une grande rougeur aux yeux avec un larmoyement très considérable, et c'étoit positivement ce que nous cherchions pour forcer l'ouverture des porres éxcréteurs de la cornée de son œil malade. Vers la derniere prise de ce remède, une révolution s'opérat dans tout le sistême de l'enfant, et à l'aspect de ce grand écoulement de larmes, nous fumes curieux de considérer l'état de la cornée morbide. L'ayant fait avec une bonne louppe, nous aperçumes très bien une transsudation sensible du fluide aqueux à travers cette tunique. Pour ne point perdre le fruit de cette opération produite par ce dernier vomitif, nous ajoutâmes aux bains oculaires qui ne furent nullement discontinués, l'aplication des herbes émollientes pardessus la surface des paupieres de cet œil malade, et nous continuâmes de le panser de cette sorte, sans oublier d'user de tems en tems la poudre sternutatoire, ou bien quelques prises de tabac comme il a été recommandé précédemment. Le lendemain que nous cessâmes l'emploi de l'arnica à cause de la fatigue de l'enfant, nous lui renouvellâmes une douce purgation pour rétablir l'éstomach un peu désorganisé, et le surlendemain il fut matin et soir remis à l'usage du petit lait provenant du résidu du fromage qu'il buvoit avec plaisir parce qu'on avoit eu le soin de lui sucrer légèrement. Continué l'éspace de 15 jours avec un régime de vie convenable, ses deux yeux nous parurent aussi beaux l'un que l'autre, et les perceptions visuelles en étoient presque égales. Néanmoins malgré cette apparence de succès, nous résolumes encore de réitérer l'infusion de l'arnica, afin de nous assurer d'une cure certaine. Ce remède fut donc pris, et nous eûmes le même résultat qu'auparavant. Repurgé le lendemain avec la manne seulement, nous lui fimes recommencer les bouillons de poulet le surlendemain. Il les prit matin et soir altérés avec le cœur de quelques jeunes laitues; après 15 jours de leur usage, nous cessâmes tous remèdes internes pendant un mois, et l'on n'employoit plus pour son œil que des bains locaux dans une simple décoction de fleurs de mauve un peu chargée qu'on réitéroit trois fois dans la journée, afin d'entretenir toujours les porres éxcréteurs de la cornée dans un état de dilatation.

A cette époque la vûe de cet œil étant aussi parfaite que l'autre, on ne lui fit plus prendre qu'un bain matin et soir, ensuite un seul que l'on continua encore quelque tems, et de là on abandonna toute éspèce de topique parce qu'il étoit entierement rétabli, éxcépté son cautere que je conseillai de garder jusqu'à ce qu'il soit pubert. Mais l'enfant portant encore quelqu'empreinte de paleur sur son visage, et la mere sur le point de partir pour Marseille, nous conseillâmes pour la lui détruire, l'usage des pilules de Belloste, surtout craignant qu'il n'y reste encore chez lui un restant de miasmes de petite vérole, ou bien de lui faire prendre le lait pur le matin coupé avec une infusion de coque de cacao avec suffisante quantité de sirop de capillaire ou de sucre, et d'y jetter une cuillere d'eau antivénérienne de Wansvieten. On suivit nos conseils, et l'enfant s'est entierement rétabli sans avoir rien eu depuis à son œil.

Nous observerons que durant tout le cours de ce traitement, la nourriture que nous prescrivimes à ce jeune homme, fut douce, assez succulente et toujours d'une facile digestion.

Enfin si les moyens employés cy-dessus, fussent devenus infructueux, mon dessin était de proposer en derniere analise le seton de son œil dont il a été question à l'art. VI. Mais heureusement il n'en a pas été nécessaire.

J'ay eu occasion de rencontrer deux cas à peu de chose près semblables; le 1er regardoit l'œil droit d'un jeune fille de 19 ans, qui fut atteinte de cette affection à la suite d'une supression de règles, et le second, l'œil gauche d'une femme agée de 22 à 23 ans par suite de ravages que lui fit son lait pour n'avoir point voulüe allaiter. S'étant refusée l'une et l'autre à la ponction de la cornée, je ne réussis pas moins à les guérir avec la plupart des remèdes spécifiés d'autre part, et d'autres qui étoient tout à fait relatifs à la cause qui y avoit donné lieu. Je n'entrerai pas ici dans le détail de ces derniers, ils trouveront place ailleurs en parlant d'autres affections des yeux auxqu'elles le sexe est assujetti, soit par le retard de leurs règles, soit par leur supression, soit à leur cessation, soit enfin par le défaut de nourrir.

La derniere maladie qui attaque particulierement la cornée transparente et qui la dénature, est entierement opposée à celle dont il vient d'être question; elle n'est pas moins autant conséquente, puisqu'elle concerne l'atonie, la faiblesse, ou pour mieux m'éxpliquer, l'élargissement contre-nature des pores éxcréteurs de cette tunique, laquelle et par cet état morbifique, en rétrécit jusqu'à un certain point son diamêtre, et procure par là au malade un larmoyement involontaire et continuel qui trouble non seulement sa vüe par les fausses réfractions qui s'opèrent sur cet organe, mais en affaiblit encore les perceptions visuelles suivant le relachement plus ou moins sensible des parties qui le constituent. Ce genre d'affection n'attaque ordinairement qu'un seul œil comme dans le cas antécédent, et n'a été également reconnüe par aucune personne de l'art au moins que je sache, car je ne l'ai vu décrite dans aucun traité sur les yeux, et si j'ai été assez heureux d'en avoir fait la découverte, et d'avoir triomphé d'elle par un traitement bien réfléchi, je les dois a des soins assidus et à des méditations sans fin.

Les signes qui la feront d'abord reconnoitre, sautent d'abord à la vue. 1° parce que l'œil qui en est frapé, est plus petit que l'autre; 2° par la sortie continuelle des larmes; 3° par le resserrement plus ou moins partiel du trou de l'uvée; 4° par le peu de jeu de la prunelle; 5° par une faible rougeur du Globe et des paupieres produite par l'âcreté plus ou moins forte des larmes; 6° enfin par la faiblesse de la vüe proportionnée à raison de la désorganisation des parties constitutives de cet orgâne.

Il me seroit bien difficile d'assigner les véritables causes d'une pareille indisposition malgré tous les renseignemens que j'aye pû prendre auprès des malades. Car, d'après mes observations, je crois que celles qui m'ont parües les plus plausibles, sont de les faire raporter : 1° à un vice particulier et quelquefois général dans la constitution des sujets; 2° à une faiblesse dans le systême gastrique produite par quelques mauvais lévains; 3° à l'atonie même de la masse nerveuse à laquelle les yeux, par leur raport intime, y sont plus éxposés à cause de leur éxtrême délicatesse. Il peut aussi s'en rencontrer d'autres qui peuvent dériver de causes éxternes, mais ces dernieres m'ont semblé éxtrémement rares.

Ainsi d'après cet éxposé, on doit avoir égard dans le traitement à débarrasser 1° les premieres voyes pour faciliter la digestion; 2° à chercher de raméner le systême nerveux dans un ordre naturel; 3° à fortifier les orgânes gastriques; 4° enfin à détruire par des remèdes convenables le vice particulier ou général qui peut avoir donné naissance à la maladie dont il s'agit. L'observation suivante va confirmer le traitement curatif qu'il est à propos de suivre dans une pareille circonstance.

CII. Observation. M. Colomby, amériquain, de l'age de 40 ans, affaibli par des campagnes pénibles à raison de son commerce, ayant vecu longtemps sous un climat éxtrémement chaud, et dans les lieux maritimes et couverts d'eau stagnante ou il a passé une vie laborieuse, éxposé aux intempéries de l'air, faisant sa nourriture ordinaire de salaisons de poisson et de porc surtout, et ne mangeant presque jamais de végétaux et de fruits. Tout cela, dis-je, avoit tellement dérangé sa santé, et diminué le volume de son œil gauche et par conséquent la vüe, que nous reconnumes chez ce malade un relâchement dans ses fibres et une dissolution de sang. Nous ajouterons même que la respiration était un peu gênée par la pituite, et ses digestions très lentes et imparfaites à cause de la faiblesse de son estomach, enfin son œil devint très larmoyant et parfois atteints de fluxions légères avec diminution de vüe.

Tel étoit l'état critique de ce malade, lorsqu'il arriva en France pour réparer les désordres de sa santé et de sa vüe; il fut adressé à Agde à M. Giral, négociant, et nous l'adressa ensuite à moi et à M. Fouquet, Médecin, à Montpellier avec des lettres de recommandation au commencement de mars 1784. Instruit sufisamment des incommodités qui l'assiegeoient depuis plusieurs années, il nous falloit encore avant d'en entreprendre la cure, chercher le véritable caractère de son affection à l'œil, et qu'elles étoient les parties lésées qui donnoient lieu à son atrophie partielle et à son larmoiement continuel. A cet effet nous éxaminâmes avec la plus sérieuse attention les voyes productrices des larmes, soit en ouvrant les paupieres et les fermant de suite, soit en les tenant un instant fermées, et nous aperçumes dans cette derniere circonstance que les larmes se rammassoient entr'elles dans ce leger intervalle, et sortoient ensuite rapidement des que nous les ouvrions, et se répandoient sur la joue du malade. Nous poussâmes plus loin nos recherches sur le vice de cet orgâne en considérant de plus près la marche de la Nature avec une bonne louppe, et nous fumes entierement convaincu par le secours de cet instrument que l'éxsudation continuelle et trop forte du fluide aqueux au travers des porres éxcréteurs de la cornée transparente ne provenoit que de leur dilatation contre nature. D'ailleurs il falloit bien que cela soit ainsi, car d'ou seroit venu ce grand larmoyement, cette diminution de grosseur à cet œil si sensible, cette faiblesse de vüe dont ce malade étoit affligé, puisque toutes les autres parties de cet orgâne étoient très saines. Quant à la cause, nous n'en découvrimes pas d'autres que celle provenant de la désorganisation générale que nous remarquâmes chez lui.

D'après l'état de ce malade, et les circonstances qui l'ont précédé, voici le plan de conduite que nous suivimes pour son traitement afin de lui rendre la santé et de lui sauver la vüe.

1° Nous le mîmes d'abord pendant 8 jours à l'usage de l'eau de veau altérée avec le cœur de quelques jeunes laitües dont il but dans tout le courant du jour, dans les vües d'humecter son sang, de le tempérer, et de lui donner toute la fluidité dont il avoit besoin pour circuler avec plus d'aisance. Après ce tems qui lui servit en même tems de délassement de la fatigue d'un long voyage, nous substituâmes à cette boisson la tisanne n° .... qu'il prit également pendant autant de tems. De là nous le purgeames avec la médecine minorative n° .... en buvant à chaque selle qu'il rendoit un gobelet de tisanne de capillaire et d'orge bien tiede pour provoquer les évacuations.

2° Le lendemain étant assuré que les premieres voyes étoient parfaitement libres et dégagées de tous mauvais levains, nous le mimes à l'emploi du petit lait coupé avec un tiers d'eau de fontaine bien pure, et il en but plusieurs verres dans le courant des matinées, et quelques-uns dans l'après midi lorsque la digestion de son diner étoit faite. Après neuf jours de son usage, nous changeames le petit lait, lorsque nous nous aperçumes que ce malade fut surpris heureusement d'une légère diarrhée que nous avions cherché à lui procurer, et nous lui donnâmes ce remède pûr dans lequel on y jetta à sa derniere ébulition quelques feuilles de chicorée un peu de racine de patience et de fumeterre; mais il n'en prit que deux bons verres dans le courant du jour dans la matinée, et le soir un autre verre au moment de se coucher, après que la digestion d'un souper très léger fut faite.

3º Après 12 jours de l'usage de ce petit lait nous purgeames de nouveau le malade avec les pilules d'Aloës apellées Gourmandes, et nous lui fimes prendre le lendemain les bouillons de mou de veau altérés avec le cœur de quelques jeunes laitües et un peu de l'appas (patience).

4º Nous le fimes passer ensuite aux eaux minerales d'Alais pendant 9 jours consécutifs qui furent rendües chaque trois jours purgatives en y faisant fondre dans le premier verre deux onces et demie de manne en larmes. Le lendemain nous l'assujettimes à prendre matin et soir le lait ordinaire trait du jour dans lequel on y fit bouillir une pincée de coque de cacao, autant de fleurs de violette, et au moment de le boire d'y ajouter sufisante quantité de sucre pour le rendre plus utile et plus agréable au gout.

Après trois semaines environ, nous jugeames à propos de lui faire cesser pour passer à des remèdes internes plus actifs, tels que la tisanne de venache nº.... que nous fimes précéder par la médecine nº .... Il en but cinq verres par jour, savoir, trois dans la matinée, et deux autres l'après diner lorsque la digestion étoit faite. Après neuf jours de ses emploi, nous fimes prendre une bouteille d'eau d'Alais avec de la manne fondüe dans les deux prémiers verres, et le lendemain nous lui fimes réitérer les bouillons de mou de veau comme il a été dit, afin de rétablir sa poitrine qui nous sembla être un peu affectée par l'éffet sans doute de la tisanne de vénache. Il les prit matin et soir pendant une vingtaine de jours ensuite nous le repurgeames avec les pillules d'aloës, et le surlendemain nous lui fimes prendre chaque matin à jeun un bol composé de

20 grains de camphres et 6 grains de sel de vipère mêles bien intimement avec un gros d'éxtrait de saponaire, et le soir en se couchant un bon verre d'orgeat domestique. Après un mois de leur usage, ce malade reprit les eaux d'Alais, et le lendemain il fut remis au lait, mais à celui d'anesse qu'il but regulierement matin et soir pendant 25 à 30 jours, faisant précéder à la prise du matin les bains domestiques.

5º Nous terminames son traitement interne par les bouillons de tortües et de poulets en y ajoutant quelques feuilles de buglosse, de bourache avec le cœur de quelques jeunes laitües, et après cinq semaines de leur usage précédé de la médecine nº .... le malade avoit enfin repris un certain embonpoint, sa couleur qui étoit éxtremement jaunâtre reparut au naturel, ses forces revinrent, son œil se rétablit par le seul employ de l'eau saphyrique nº .... coupée d'abord avec partie égale d'eau végéto-minerale, et vers le milieu du traitement, on y injecta matin et soir de ce Colyre pur; entre les deux pansemens un troisieme précedoit vers le milieu du jour avec notre opiat ophtalmique nº.... Enfin la mélancolie même dans laquelle il étoit tombé, disparut pour faire place à l'enjouement naturel de son caractère.

Il est inutile de dire ici que le ré[illegible]me de vie qu'il suivit en pareille conjoncture fut analo[illegible] au traitement, et aux circonstances qui se sont présentées relativement aux éffets des remèdes qui lui ont été administrés; observant seulement que dans les commencemens et pendant plus de deux mois on lui faisoit journellement preparer pour sa nourriture des bouillons bien dégraissés et succulents avec la chair de plusieurs vipères, et de poulets écorchés et de maigre de veau, et on y ajoutoit quelques feuilles de buglosse, bourrache, et parmi les herbes potagères, toutes celles qui sont préférées dans chaque saison, mangeant même de celles-cy préparées au jus des mêmes viandes sans assaisonnement piquant.

Enfin pour completter cette cure interessante, nous conseillâmes au malade de changer d'air, de respirer celui de la Montagne, et nous lui indiquâmes la ville d'Alais de préférence à tout autre endroit à cause de ses eaux minérales qui y naissent; que nous lui prescrivimes de boire dans tout le cours du jour, et même dans ses repas pendant tout le tems de son séjour; nous lui recommandâmes aussi de vivre d'alimens doux et de faible digestion et surtout tirés plutôt du règne végétal qu'animal, afin de former un bon chyle. Il suivit nos conseils, et y restat toute l'automne. Il revint à Montpellier sans se ressentir de la moindre incommodité, prit congé de nous et partit pour Nice ou son dessein étoit de s'y établir.

Quoique j'aye déja raporté un cas semblable à celuy-ci dans mon Recueil de Mém. et d'observat. sur l'œil à la pag. 405; j'aurois pu en fournir encore quelqu'autres s'il en étoit besoin pour prouver l'existence de cette affection.

SECTION III

Des maladies des chambres de l'œil

Les chambres de l'œil ont leurs maladies particulieres comme les autres parties de cet organe, et la plupart sont d'une si haute importance qu'elles peuvent non seulement faire perdre les fonctions visuelles, mais encore défigurer singulièrement les malades, soit par l'éxtension éxtraordinaire du globe, soit par sa fonte partielle ou totale apelée *atrophie.*

Les affections des chambres de l'œil ont reçu divers noms, tels que celui *d'hypopion*, *d'hydropisie* ou *d'hydroptalmie*, et *des usages aparens aux yeux.* Passons à leur traitement.

Article Premier

De l'Hypopion

Il arrive à la suite de violentes inflammations à l'œil une tache d'un blanc de pus qui s'étend en tout ou en partie derrière la cornée transparente, que l'on confond souvent, surtout le vulgaire, avec une véritable tache de cette tunique, tandis que ce n'est autre chose qu'un amas d'humeur qui ressemble à du pus d'ou lui vient le nom d'*hypopion.*

Lorsque ce mal commence à se former, le malade sent des douleurs vives, l'œil est très enflammé, et il ne peut suporter la plus faible des lumières; dès lors on aperçoit une espèce de cercle légèrement rougeatre dans l'intérieur au bas de la chambre antérieure, et qui à mesure que l'inflammation devient rebelle, augmente jusqu'à ce que toute la cornée soit couverte.

Dans cet état le malade sent des douleurs lancinantes qui se communiquent dans toutes les parties de cet organe, et c'est alors la seconde période de cette cruelle maladie, qui, lorsqu'on y porte pas des secours prompts, prend un tel caractere de malignité que le globe de l'œil tombe entierement en supuration et s'atrophie. Alors *l'hypopion* s'accroit, les paupieres se gonflent extraordinairement, la conjonctive augmente en rougeur et se tuméfie. Les douleurs que le malade ressent dans l'œil et dans toutes les parties environnantes sont encore plus insoutenables que les précédentes; la chaleur y est plus forte et les élancements beaucoup plus considérables. L'iris ou uvée qui était rouge, devient invisible par l'abondance de l'humeur formée par *l'hypopion* et la prunelle dont est percée cette membre se resserre et se ferme souvent en entier.

A ces symptômes si effrayans et si douloureux se joignent l'insomnie, une fievre aigüe, et un dégout général comme dans le cas de l'Ophtalmie apelée *chemosis* dont il a été question dans la section Ire.

Pour guérir cette affection, il ne faut pas attendre qu'elle soit poussée à sa dernière période, sans quoi il seroit très difficile de la combattre, soit par les remèdes internes, soit par les externes, il faudrait alors recourrir à l'ouverture de l'*hypopion* afin de donner issüe à la matière qui le forme, et quoiqu'il y ait quelques auteurs qui ne soient pas de cet avis, nous pensons le contraire. Car quand bien même après la section de la partie inferieure de la cornée, la matiere ou le pus ne sortirait pas, (ce qui est rare), cette ouverture, serait toujours d'un très grand secours, et ferait en quelque sorte l'office de cautère local qu'on entretiendroit par des bains locaux dans un colyre émollient quelconque, par éxemple avec celui du nº .... Mais ce n'est pas ici le cas de parler de procédés opératoires, et cet ouvrage n'est point destiné à ce but, ainsi nous renverrons pour cet objet le lecteur à la page 143 et suiv. du tom. Ier de l'ouvrage déjà cité.

Suposons donc l'*hypopion* dans sa prémiere période ou au plûtard dans son second état, c'est à dire qu'il n'y aye encore aucun boursouflement aux paupieres ni à la conjonctive de l'œil, on débuterait sa cure comme dans le cas de l'Ophtalmie, c'est à dire, par saigner le malade du bras, et le lendemain du pied pour faire une plus grande révulsion. On le mettra de suite à la diette blanche, et on ne lui donnera que quelques bouillons de viande fort légers pour soutenir seulement ses forces. Les boissons délayantes et rafraichissantes marcheront de concert avec les lavemens pour humecter le sang, lui oter cette forte chaleur, en un mot pour le rendre plus fluide et diminuer cette éffervescence qui se porte dans toute l'économie animale. Après quelque jours on les rendra plus acidules et légèrement purgatives pour procurer une dérivation aux humeurs qui auront causé cette maladie. En ce cas, on peut user de l'eau d'orge miélée, l'eau de ris, l'eau de veau, l'eau de jeunes poulets, et même la tisanne de fleurs de mauve ou quelqu'autre de cette nature au choix du malade en y ajoutant sur une pinte environ, deux gros de sel de Glauber. Il faut en même tems faire prendre des bains locaux dans une infusion de fleurs de mauve et camomille animée de quelques gouttes d'eau de vie camphrée, les réitérer deux fois dans la matinée, autant dans l'après midi, et au milieu du jour mettre gros comme un demi pois rond de notre

Opiat Ophtalmique nº .... Ce dernier remède placé dans l'intérieur de l'œil, on fera mouvoir les paupieres au malade un instant après, afin de faire rentrer dans la voye de la circulation cette humeur purulente qui y est en stagnation, ou en faciliter la sortie par les porres éxcréteurs de la cornée, et aider leurs effets par des purgatifs légers, tels que la médecine minorative nº .... ou toute autre à peu près de ce genre. Les Gens peu aisés peuvent recourrir à celle du nº .... Et les malades observeront de boire dans les intervalles des selles d'une tisane bien tiede de capillaire, ou d'eau de veau à leur gré pour exciter leurs évacuations.

La maladie commençant à céder, on donnera aux sujets qui en sont affectés en place des bouillons susdits quelque nourritures plus solides comme des crêmes de riz au bouillon gras, des purées de lentille, des petites soupes au pain, au vermicelle, ou avec la semouille. A mesure que la cure aprochera, on augmentera encore les alimens, en leur donnant l'un ou l'autre des mets suivants, tels que des œufs frais à la coque ou cuits avec du lait et du sucre, du poisson cuit à l'eau, des herbes rafraichissantes, de la jeune volaille, ou du bouilli de veau ou de mouton, des fruits cuits, des confitures légères, et même du laitage de premiere qualité s'ils n'en craignent point l'usage, etc. Mais on ne doit leur donner ces alimens que quand la fièvre sera presque tombée. La boisson à leurs repas, sera de l'eau bien pure, ou rougie avec du bon vin vieux du pays, et dans les pays ou il n'y en a pas, on leur donnera de l'eau légèrement sucrée, ou bien de la petite biere ou cydre léger, etc.

Les pansemens seront aussi changés; ils consisteront à instiller à 7 heures du matin dans l'œil malade une infusion de fleurs de mauve animée d'un peu d'eau de vie camphrée; à dix heures d'en faire autant mais en coupant ce colyre avec partie à peu près égale de celui fait de pierre divine nº .... à une heure avec notre Opiat Ophtalmique nº .... à trois heures, bains locaux dans l'infusion de fleurs de mauve, et le soir avant de se coucher avec la même infusion alliée avec partie égale du colyre de Pierre divine. En continuant sans relache ce traitement, on verra disparaitre et l'inflammation et l'hypopion, et à mesure que la cure arrivera, on retranchera successivement les pansemens.

Il y en a qui, en pareille occasion, ont apliqué et apliquent encore l'emplâtre vessicatoire au col, sur le sommet de la tête, derriere les oreilles, au bras même pour faire une plus prompte dérivation, mais l'expérience m'a démontré maintefois qu'on peut très bien s'en dispenser, à moins que les malades ne soient surchargés d'humeurs, et en le suposant, je donne toujours la préférence à l'égout que l'on procure par l'effet du *Bois Garou*, apelé *Bois saint*, plutôt qu'à celui de la poudre des cantarides à cause de l'âcreté et de la chaleur excessive qu'elle porte dans le sang et les humeurs.

Vers la fin de la cure, les boissons seront de la limonade légère que l'on miêlera ou que l'on sucrera un peu, ou enfin du petit lait provenant du beurre ou du fromage, etc.

L'œil reprenant ensuite sa forme et sa couleur naturelle, on réduira les pansemens à deux; l'un le matin et l'autre le soir; ils seront faits avec la décoction de mauve avec partie égale de la dissolution de pierre divine, nº .... et on l'employera toujours tiede. Sur la fin de la cure on se servira seulement de cette dissolution.

S'il venait à rester après la guérison de l'hypopion quelque images ou brouillards sur la cornée que nous avons apelé précédemment leucoma nephelium ou tache légère, on employera matin et soir l'instillation du colyre fait de pierre divine nº .... et au milieu du jour de celui apelé Eau bleue céleste nº .... mais ce dernier s'employe à froid et l'autre légèrement tiede. Enfin on suivra à peu près ce qui a été prescrit pour ces sortes d'affections dans la section qui les concerne.

Voila la conduite à tenir en pareil cas pour parvenir à une guérison assurée. Mais nous observons que si cette maladie provenait de quelque vice particulier, comme d'un vice dartreux, scorbutique, scrophuleux, vénérien, etc., il faudrait les attaquer par des remèdes analogues, c'est à dire par des fondans plus ou moins actifs et déjà spécifiés dans la section qui traite de l'inflammation, et comme nous aurons encore occasion de le faire dans la suite pour d'autres affections.

Il est bon de faire remarquer que nous n'avons pas conseillé sur les yeux l'aplication des compresses imbibées d'aucun colyre, parce que nous nous sommes aperçu dans la pratique que cette méthode était vicieuse, en ce qu'en se refroidissant trop promptement et surtout dans les tems froids et humides, elles augmentaient le mal plutôt que de le diminuer à cause de l'arrest de l'insensible transpiration des parties environnant cet organe; et si on les trouve quelquefois de quelqu'utilité, c'est dans le principe de la maladie, et en employant de préférence de petits morceaux de flanelle fine en place de compresses, et en les tenant toujours tiedes. Du reste nous y avons supléé par les bains locaux réitérés. Mais lorsqu'on a fait les pansemens, il ne faut pas omettre de tenir l'œil couvert d'une compresse sèche ou d'un morceau de taffetas noir ou vert, afin d'empêcher le contact immédiat de l'air et de la lumiere.

Si cette maladie vient à attaquer les enfans agés de moins de 5 à 6 ans, on doit alors apliquer sur les paupieres un morceau de flanelle mouillée dans le colyre tiede nº .... qu'on renouvelle constamment plusieurs fois le jour, et cette pratique est indispensable chez de tels sujets, parce qu'il est impossible de leur faire prendre des bains locaux à cause de leur grande vivacité et du manque de raison.

Les remèdes internes sont également inutiles aux enfans du premier âge, l'allaitement d'une nourrice bien saine, ou des nourritures douces et de facile digestion, lorsqu'ils sont sévrés, l'usage de boisson d'eau mièlée, ou bien de l'orgeat domestique, leur sufit pour les débarrasser de cette affection.

L'emplâtre de vessicatoire est aussi nuisible à cet âge à cause de leur chaleur naturelle qui est assez forte pour ne pas l'augmenter davantage par cette aplication, et si le cas le réquérait absolument, on donnerait la préférence à l'aplication du Bois saint comme nous l'avons conseillé d'autre part. C'est par un pareil traitement que nous sommes parvenus à une cure radicale toutes les fois que nous avons rencontré cette espèce de maladie, et nous ne pouvons trop le recommander.

Si néanmoins les enfans de 3 ou 4 ans et même au-dessus avoient besoin d'être purgés, on remplirait cette indication de la maniere la plus convenable, c'est à dire avec le sirop de chicorée, ou s'ils répugnent aux remèdes liquides, on leur donne en place de ces dragées ou biscuits purgatifs que les apotiquaires tiennent ordinairement pour tous les âges des enfans. Mais nous le répétons, aux âges cy-dessus, rarement la purgation est nécessaire à moins qu'ils ne soyent nés de Parens mal sains, c'est ce que la pratique journaliere nous a démontré.

Je pourrais fournir ici une série d'observations qui constatent la bonté du traitement que nous venons d'indiquer, mais je me renfermerai aux deux suivantes.

CIII. Observation. Mad. Agier, sage femme à Montpellier, agée de 40 ans, éprouva en octobre 1782 une Ophtalmie à l'œil droit qu'elle attribua à des veilles immodérées qu'elle était forcée de faire auprès des femmes en couche et à un défaut de régime. Elle se traita d'abord elle-même avec quelques topiques, mais son mal s'étant aggravé et soufrant beaucoup, elle fit apeler M. Courrége, Pere, Professeur en chirurgie qui lui administra d'abord la saignée, et successivement les pédiluves, les boissons délayantes, les lavemens et même l'aplication de l'emplatre vessicatoire; le tout soutenu d'un régime propre à tempérer l'effervescence du sang. Il joignit à ce traitement interne l'usage de l'eau de Goulard à son œil. Mais ces différens remédes quoique très indiqués en pareil cas, n'empêcherent pas la marche de la maladie; elle devint plus grave puisqu'il s'y dévelopa un hypopion dans la chambre de cet œil qui fit craindre à ce chirurgien la perte de cet orgâne. Dans cette circonstance je fus apelé. Examinant ensemble avec ce Professeur l'œil de cette femme, nous trouvâmes la cornée qui avait perdu en partie sa diaphanéité par un leucoma nephelium qui, neanmoins lui laissoit encore voir le jour; de plus la prunelle était rétrécie, comme rougeatre et nous apercevions au bas de la chambre antérieure une tache demi-circulaire d'un blanc sale teint de rouge qui caractérisait parfaitement un hypopion commençant. A ces symptômes étaient joint un écoulement continu des larmes avec des douleurs vives et lancinantes qui lui répondaient jusque dans la tête jusqu'à l'empêcher de dormir.

Le traitement que nous suivimes dans un cas aussi critique fut à peu près conforme à celui qui a été indiqué, à l'éxception que nous y ajoutâmes les juleps pour rapeler le sommeil, et l'usage des eaux minérales ferrugineuses d'Alais qui furent rendües purgatives par le moyen du sel d'Epsom, et cela nous sufit pour emmèner dans peu une guérison complete sans que son œil soit en aucune maniere endommagé, et sans la moindre diminution de vüe.

CIV. Observation. L'enfant de la veuve Durant, concierge à Montpellier, agé de 6 ans, fut surpris d'une violente Ophtalmie à l'œil droit dans le courant de novembre 1783 à laquelle les Parens ne firent pas beaucoup d'attention; ils se contenterent seulement d'y appliquer quelque remèdes émolliens, mais au lieu de le soulager, son inflammation augmentât à un tel point qu'il s'y format un *hypopion* qui s'apercevoit au travers de la cornée transparente et cachait en grande partie l'uvée.

M. Esteve, Médecin, apelé pour y donner ses soins, s'y rendit, mais lorsqu'il eut visité son œil et reconnu que les fonctions visuelles en étaient perdües, il conseilla aux Parens de me consulter, ne voulant rien prendre sur lui dans un cas aussi périlleux. Le lendemain je me rendis avec ce Médecin chez le jeune malade pour aviser ensemble aux moyens curatifs.

Dès que je vis son œil, mon avis fut d'ouvrir le dépôt formant l'*hypopion*. Ma proposition rejettée des Parens et encore plus de l'enfant, je me bornais alors à employer notre Opiat Ophtalmique nº .... au milieu du jour; et le matin et le soir d'user des colyres prescrits d'autre part avec quelque boissons adoucissantes et nous parvinmes par ce simple traitement à le guérir radicalement.

Article II

De l'hydropisie ou hydrophtalmie de l'œil

Les chambres de l'œil peuvent encore pêcher par leur éxtension, et causer cette maladie apelée *hydrophtalmie* ou *hydropisie de l'œil* sans qu'il y ait pour cela aucun changement dans le contenu de l'humeur aqueuse, à moins que par un cas fortuit il n'y ait une éxtravasion de sang produite par un instrument pointu qui aurait ouvert quelque vaisseaux sanguins de l'iris, ou bien dans le cas d'un *hypopion* comme il a été dit précédemment.

On entend par *hydropisie de l'œil*, sa grosseur démesurée. Cette affection n'a lieu pour l'ordinaire que sur un œil, il est aisé d'en faire la différence de l'un à l'autre. Elle peut être produite par une surabondance d'humeur aqueuse sans aucune autre altération, ou bien encore par celle de l'humeur vitrée.

Lorsque *l'hydropisie de l'œil* est causée par l'éxcédent du fluide aqueux, on la reconnoitra par la proéminence de la cornée transparente qui parait plus saillante que dans l'état naturel sans occasionner pour cela des douleurs bien sensibles, ni aucun changement dans le diamètre ordinaire de la prunelle. Les symptômes qui arrivent à celle produite par le volume augmenté de l'humeur vitrée sont bien plus évidens et beaucoup plus facheux, mais ce n'est point ici le cas de s'en entretenir, ils trouveront place cy-après en parlant des maladies du corps vitré.

L'hydropisie dont le siege est dans les chambres de l'œil, peut reconnaitre plusieurs causes, 1º le resserrement partiel ou total des pores éxcréteurs de la cornée tantôt avec opacité plus ou moins marquée, et tantôt conservant sa transparence, 2º elle peut aussi provenir d'une surabondance du fluide aqueux à la suite de quelques évacuations suprimées, 3º son épaississement et son changement de couleur comme dans le cas d'un *hypopion*, ou d'un épanchement de sang y donne également lieu.

1º Lorsque l'hydropisie de l'œil dépendra de l'obstruction des pores de la cornée sans aucune autre altération, on suivra le même traitement qui a été prescrit à la page .... au sujet de l'éxtension de cette tunique.

2° Si cette indisposition a lieu par la présence d'une tache connüe sous le nom de *leucoma Albugo* ou *tache blanchatre*, il faut recourrir aux moyens que nous avons mentionnés dans la section précédente articlé VI. Et si les topiques échouent, il n'y a pas d'autre ressource que de pratiquer à l'œil l'opération du seton dont nous avons parlé au même endroit à la pag. . . . et de l'entretenir plus ou moins de temps suivant la gravité du mal. Par cette ingénieuse idée, nous sommes parvenus moi et mon frere à guérir plusieurs malades qui étoient regardés incurables, ét même à leur rendre la vue.

3° Si au contraire cette affection est le produit d'une autre tache connue sous le nom *d'hypopion* qui couvre en tout ou en partie la cornée, on la guérira par l'emploi de notre Opiat Ophtalmique aidé de celui des colyres qui ont été indiqués. Rarement ce simple traitement échoue à moins qu'il n'y aye quelque vice interne qui le détermine.

4° Quand l'hydrophtalmie est causée par une surabondance d'humeur aqueuse sains aucune autre altération dans l'organe, elle est très sensible, et suivant son ancienneté, le globe de l'œil parait plus ou moins volumineux et le malade y ressent une douleur sourde qui lui répond jusqu'au fond de l'orbite.

Cette maladie est assez rare, et l'on doit en arrêter le cours des le principe, si l'on veut éviter, d'un côté la perte de la vüe, et de l'autre l'opération. Elle est pour l'ordinaire la suite de quelque évacuations suprimées, telles que le flux hémorrhoïdal et le flux menstruel, ou autres, etc. J'ay vu aussi de jeunes personnes du sexe chez qui le retard de leurs règles avait produit cette maladie. Je citerai pour éxemple la fille du nommé Louis Pernon, tourneur en Porcelaine, agée de 18 à 19 ans à qui ce mal lui était survenu, et comme son œil était éxtrémement volumineux, je voulus la déterminer à son éxtirpation partielle lorsqu'elle vint avec son Pere me consulter à Paris en février 1802 ou je me trouvais alors, et cela dans les vües de lui oter sa difformité en lui plaçant un œil artificiel; mais elle s'y refusa dans la crainte de soufrir.

Lorsqu'on a des signes certains que l'hydropisie provient des causes cy-dessus énoncées, on doit de suite chercher à rapeler les supressions par les saignées du pied, ou mieux encore par des saignées locales faites par l'aplication des sangsües à l'anus et aux grandes lêvres. On recourt en même temps aux purgatifs minoratifs n° .... aux eaux minérales ferrugineuses rendues de temps à autre purgatives avec le sel d'Epsom, aux boissons diurétiques n° .... et aux fondans n° .... etc. Il est même quelquefois nécessaire de former un égout aux humeurs qui peuvent y donner lieu à la faveur d'un vessicatoire apliqué à la nuque ou à coté des oreilles, et s'il devient insufisant, je conseille un cautere au bras ou le séton derriere le col. A cela on joint un régime de vie convenable aux circonstances. Et si on ne réussit pas à la faire céder, il ne faut plus balancer, il faut en venir à l'opération de l'éxtirpation partielle du globe, on éssaira encore le séton, à l'œil dont il a été question. Ici nous allons terminer cet article par la cure des cas dont il s'agit.

CV. Observation. La fille ainé du Sr Guérin, maitre de danse à Montpellier, avait eu dans son enfance une violente inflammation à l'œil droit, qui lui laissa plusieurs petites taches épaisses sur la cornée qui lui otoient la faculté d'y voir. A mesure qu'elles s'étendiront, son œil augmentât de volume jusqu'on point d'être à peine recouvert des paupieres, et qui joint aux douleurs qu'elle soufrait, lui rendoit la figure très difforme. J'étais presque tenté, sitôt que je vis son état de lui en faire l'éxtirpation patielle, où bien d'y pratiquer un séton très délié, mais comme la malade répugnait singulierement à ces sortes de procédés, j'éssaiai auparavant les remèdes que nous avons énoncés d'autre part. Ils ne furent pas sans succès, car dans peu la cornée s'ouvrit à l'endroit où elle s'était aminciе, l'humeur aqueuse s'évacua, l'affaissement du globe se fit insensiblement, la playe de la cornée se cicatrisa et son œil fut guéri peu de tems après, mais il resta beaucoup plus petit que son œil sain.

CVI. Observation. M. Bescancelle, attaché à l'hotel de la monnoye de Montpellier, agé d'environ 44 ans, ayant soufert des pertes considérables causées par des hémorrhoïdes, et étant tombé dans un affaiblissement total auquel s'était joint une paleur livide avec tous les symptômes de l'anasarque, fut en même tems surpris d'une faiblesse de vüe à l'œil droit qui l'inquietait beaucoup. M. Taudou son médecin lui administra les remèdes usités en pareil cas qui semblerent au bout d'un certain tems l'avoir soulagé de son anasarque, et crût qu'étant continués, contribueraient également à dissiper sa faiblesse de vüe, mais il fut trompé dans son attente, car elle augmenta, et son œil prit un certain dégré de volume qu'il se faisait remarquer principalement par la protubérance de la cornée transparente; aussi le maalde en ressentait-il à cet organe une gêne en forme de petits tiraillemens accompagnés de quelques douleurs légères.

Tel fut l'état dans lequel je trouvai ce malade lorsqu'il me fit apeler en mars 1778. D'accord avec son médecin sur l'origine et le caractère de son mal à l'œil que je désignai être une hydophtalmie commençante par les signes que nous avons déduit. Mon avis ouvert en présence du malade, fut d'après l'éxpérience et la bonté des eaux minérales ferrugineuses, de le mettre à leur usage, et j'indiquai de préférence celles de Vals. Aprouvé par son Médecin, nous débutames à les rendre purgatives avec le sel d'Epsom et successivement des tems à autre. Chaque jour le malade en but six verres dans le courant des matinées et un autre le soir en se couchant. Au bout d'un mois son état maladif commença à s'améliorer. Alors nous suprimâmes la prise du soir, et nous la remplaçames par l'emploi des pilules toniques et apéritives n° .... Ce dernier remède ne fut pas continué au delà d'un autre mois que sa constitution changea comme par enchantement. Le malade reprit ses couleurs naturelles et ses forces se rétablirent. Son œil auquel nous ne fimes d'autres pansemens que de lui faire prendre des bains locaux dans une infusion de fleurs de mauve légèrement alcalinisée qui furent réitérés plusieurs fois dans le jour, sufirent pour le remettre dans son équilibre naturel. Nous ajoutâmes à ce simple pansement quelque prises de poudres sternutatoire n° .... que le malade prit de tems à autre dans le jour en guise de tabac, et par les secousses qu'elle lui procura en agaçant la membrane pituitaire, contribua sans doute à débarrasser cet orgâne du superflu d'humeur aqueuse; en sorte que par ce traitement ce malade fut entièrement délivré de son anasarque et de son affection à l'œil. Mais pour soutenir cette cure, nous jugeames encore à propos de lui faire changer d'air, et nous l'envoyâmes à Alais ou il y prit même les eaux minérales qui naissent près des murs de cette ville, en lui enjoignant de les prendre purgatives chaque huit jours avec le sel d'Epsom, et de suivre avec éxactitude le même régime que nous lui avions fait observer étant sous nos yeux.

Il suivit éxactement nos conseils, et deux mois après il revint à Montpellier jouissant de la meilleure santé, et sa vüe parfaitement rétablie.

Article III

De l'altération de l'humeur aqueuse

Le fluide renfermé dans les chambres de l'œil, apelée humeur aqueuse, peut se vicier, soit par la formation d'un abscès connu sous le nom d'hypopion, soit par un sang épanché dans l'intérieur de cét orgâne. Le premier survient ordinairement à la suite d'une violente inflammation, et le second provient par un coup fait par un instrument pointu et tranchant, ou bien produit par toute autre cause qui aura pû blesser éxtérieurement.

Lorsque de pareils accidens arrivent, l'œil se trouve désorganisé, le pus ou le sang se mélange avec l'humeur aqueuse qui empêche pour l'ordinaire d'apercevoir la prunelle, et le malade y ressent des douleurs plus ou moins aigües suivant la gravité du mal.

Si le trouble de l'humeur aqueuse a lieu par la présence d'un hypopion, on réglera sa conduite par ce qui a été tracé au sujet de cette maladie à la pag. . . . et suiv.

Si au contraire ce mélange des humeurs est l'éffet d'un épanchement de sang causé par un coup à l'œil qui aura contondu ou ouvert les vaisseaux de l'uvée, on s'occupera promptement à en procurer l'absortion ou la résolution par l'usage de l'eau ordinaire coupée avec un quart d'eau vulnéraire spiritueuse; et l'on en arrosera souvent la surface des paupieres, ensuite en y apliquera pardessus de la charpie mouillée du même défensif que l'on peut également arroser de tems en tems dans le jour et même dans la nuit au moment ou le sommeil du malade est interrompu. On ajoutera à ces petits pansemens et surtout dans le principe les saignées, l'aplication même des sang-sües aux tempes, et on réduira le malade à une diète blanche pendant les premiers jours. Sans ces sages précautions, la perte de la vüe est inévitable, et quelquefois même la perte de l'œil s'en suit.

Au reste comme cette derniere affectión parait apartenir plutôt à l'iris, ou uvée qu'aux chambres de cet organe, nous nous réservons de nous étendre d'avantage sur son traitement lorsqu'il sera question de cette tunique.

Article IV

Des nuages aparens aux yeux

Il se forme quelque fois des corpuscules qui nagent dans les chambres de l'œil, et font paraitre aux personnes qui en sont affectées, des nuages devant leurs yeux qui les gênent; ils varient et de forme et de grosseur. Les uns ressemblent à de petits atômes, les autres à des grains de sable, de poussiere, et d'autres enfin à de petits points noirâtres.

Il ne faut pas confondre les symptômes de cette affection avec ceux qu'éprouvent certains malades dont le siege principal de la vüe commence à s'altérer, et que nous classerons au rang des maladies qui s'y raportent. Il est facile de ne pas s'y méprendre, parce que dans cette premiere, la prunelle conserve tous ses mouvements de dilatation et de constriction, et dans l'autre on s'aperçoit de leur lenteur et même de leur irrégularité. Ces signes ne seront guéres sensibles aux yeux des personnes de l'art qui ne sont pas accoutumés à éxaminer les maladies des yeux avec autant d'attention que le font les vrais Oculistes qui s'occupent journellement de cette partie éssentielle de l'art de guérir; aussi y en a-t-il qui regardent l'incommodité dont il s'agit comme imaginaire. Cependant elle ne l'est point, et je l'ai rencontrée quelquefois dans ma pratique; j'en raporterai un éxemple frapant dans un moment. Elle dépend pour l'ordinaire de quelques particules salines qui se détachent des vaisseaux oculaires et se jettent dans l'humeur aqueuse; ils nagent dans ce fluide et en font voir les différentes ombres décrites. Ces sortes de nuages ou ombrages viennent la plupart à la suite de quelque maladies graves. Ainsi en corrigeant le vice des humeurs, en procurant à l'économie animale une circulation aisée, on détruira bientôt cette légère infirmité qui est plus gênante que dangereuse. Je vais le prouver.

CVII. Observation. La fille de chambre de Mme de Saint-Priest, agée de 30 ans, avait eu différentes fluxions aux yeux qui furent dissipées par les soins de M. De la Mure, professeur en médecine de Montpellier, mais elles lui laissèrent quelque tems après à l'œil gauche qui avait été le plus affecté, l'ombre d'un petit corps semblable à la tête d'un moucheron. Il s'agitait au moindre clin d'œil, et l'incommodait à un point de frotter continuellement cet orgâne, croyant le faire disparaître, et c'était en vain.

Cette fille inquiète de son état et craignant peu à peu la perte de son œil, consulta à diverses reprises son médecin qui n'y ayant rien vu malgré toutes ses recherches, crût que c'était vapeur chez elle, ou une vision imaginaire de sa part. La malade protestât le contraire, et des lors je fus apelé vers avril 1784. Rendu près d'elle avec ce Professeur, j'éxaminai les yeux avec la plus sérieuse attention, et m'attachant d'abord à reconnaître l'état des prunelles, je n'y vis rien dans leurs jeux et moins encore dans leur diamètre qui put m'éclaircir sur son affliction; poussant plus loin mes recherches, muni d'une bonne loupe, j'agitai ses yeux en tout sens, j'y fis même pardessus les paupieres de légères frictions avec mes doigts, et enfin je parvins à force de les réitérer, de découvrir vers le trou de l'uvée de son œil gauche un corpuscule semblable à peu près à un grain de sable ou gravier qui y étoit allé s'y poser du côté de l'angle éxterne. Je le fis même remarquer à ce Médecin avec ma loupe qui en fut tellement convaincu que, pendant le tems qu'il l'éxaminait, j'agitai ses paupieres en ordonnant également à cette fille de mouvoir ses yeux, ce corpuscule changea de place. Des lors ne doutant plus ni l'un ni l'autre de l'éxistence de ce petit corps à peine sensible à la meilleure vüe sans une bonne loupe, ni de l'effet qu'il produisait dans l'œil de cette fille, il fallut chercher un remède assurer pour l'en délivrer. De suite il me vint dans l'idée de faire une ponction à la partie inférieure de la cornée transparente pour donner issüe à l'humeur aqueuse, et par ce moyen entrainer se chûte par la sortie rapide de ce fluide. Ce simple procédé gouté par ce Médecin, nous le proposâmes à la malade qui, l'ayant rejetté, nous mit en peine sur le parti à prendre, et nous renvoyâmes au lendemain pour tacher de l'y faire consentir, ou d'y substituer toute autre maniere en cas d'un nouveau refus.

En effet à notre visite du lendemain ni moi, ni M. De la Mure, nous ne pûmes la persuader, et nous fumes contrains d'user d'un traitement qui put nous conduire au même but. En consequence je proposai des bains locaux dans une forte décoction émolliente réitéres à chaque deux heures dans le jour, et dans leurs intervalles des vapeurs d'eau chaude simplement reçues à son œil à la faveur d'un entonnoir, et la nuit l'aplication d'herbes émollientes pardessus les paupieres. Le tout dans les vües d'ouvrir les pores éxcréteurs de la cornée, afin que, par une sortie plus ample et plus rapide du fluide aqueux, le corpuscule dont il s'agit puisse trouver un passage plus libre pour en être entrainé. Enfin si ces moyens ne sufisaient point, d'employer des remèdes plus actifs pour atteindre à sa destruction. Maitre de suivre ce plan curatif, je commençai pendant quelques jours à lui faire éxécuter les topiques que je viens d'exposer, et pendant ce tems de lui faire prendre une tisanne adoucissante dans le cours du jour. Je lui prescrivis aussi de prendre en guise de tabac de la poudre sternutatoire nº .... afin de produire par les secousses de l'éternuement, un ample larmoyement de larmes qui puisse donner issüe au corpuscule en question. Huit jours de ce traitement ne changerent nullement l'état de la malade, alors je lui fis prendre l'émétique en lavage d'abord à très petite dose, afin de lui causer des nausées et des envies de vomir qui lui procurèrent déja des éfforts et des secousses à la tete et aux yeux avec un larmoyement involontaire de larmes. J'augmentai successivement les prises d'émétique, et les secousses devinrent plus fortes par les éfforts qu'elle fit en vomissant, en sorte que j'employai dans cette circonstance une dose de ce remède beaucoup plus forte que je n'aurais fait dans toute autre. Comme je suivis moi-même sagement les éffets de l'émétique, je ne le discontinuai que, quand après avoir versé beaucoup de larmes et jetté quantité de glaires, etc., la malade ne s'aperçut plus de l'ombre qu'elle voyait sans cesse voltiger devant son œil. Elle soufrit avec patience et beaucoup de ce traitement par les tiraillements de l'estomach et par les défaillances qu'elle eut; mais revenue à elle, elle fut fort satisfaite d'être éxemple de son incommodité. J'ajoutai de plus à ce traitement les bains locaux souvent réitérés dans la même infusion émolliente avec addition de safran, afin que son œil soit plus disposé à l'écoulement du fluide aqueux, et enfin j'accélérai la sortie de ce corpuscule, en faisant encore prendre de tems à autre quelque prise de la poudre sternutatoire par les narrines. Ensuite je réparai ses forces par l'usage des bouillons nourrissans et des tisannes apropriées qui la rétablirent dans peu dans leur état naturel.

Néanmoins malgré le succès de ce traitement, je ne me flatterai pas toujours de réussir de cette maniere, surtout chez des sujets d'un certain âge ou l'humeur aqueuse se trouve moins limpide, et les porres de la cornée très peu susceptible de dilatation. Enfin si, de semblables corpuscules flottans dans l'humeur aqueuse augmentent jusqu'au point de rendre la vüe confuse, (ce qui est très rare) et qu'ils résistent au traitement mentionné, ou qu'on ne puisse le mettre en pratique à cause de l'âge avancé, ou de la délicatesse du tempérament, il n'y a pas d'autre ressource que de faire la ponction de l'œil.

SECTION IV

Les maladies de l'Uvée ou Iris

L'*uvée* ou *iris*, membrane de l'œil peinte de diverses couleurs, et placée au milieu d'un petit trou noir et rond, appelé *pupille ou prunelle*, est sujettes à plusieurs maladies. 1º à l'inflammation, à l'ulcération et aux playes. La prunelle peut aussi pêcher par son élargissement, par son resserrement partiel ou total; pour défaut de jeu, par son déplacement et par sa difformité. Passons au détail de chacune de ces affections.

Article I

De l'inflammation de l'uvée

L'uvée s'enflamme comme les autres parties du corps. On reconnait aisément son inflammation par son changement de couleur qui parait rougeatre, et le malade y ressent des douleurs plus ou moins vives suivant son dégré d'intensité. Différentes causes peuvent y donner naissance, telles qu'une maladie grave, soit une fièvre aigüe, soit la petite vérole, soit enfin quelque chûtes ou quelque coups qu'on aura reçus à cet orgâne, etc. Pour remédier à cette infirmité, il faut d'abord diminuer l'effervescence du sang et son volume, tantôt par les saignées du bras et du pied suivant l'age et la constitution du malade; et tantôt par le pédiluve seulement si ces premieres étaient contr'indiquées; recourrir aux boissons adoucissantes et tempérantes comme l'eau de ris, l'orgeat domestique, l'eau de veau ou l'eau de poulet, l'eau de chiendent et d'orge, et même le petit lait coupé avec l'eau ordinaire; employer les purgatifs doux et minoratifs n° .... ou mieux encore l'usage des eaux minérales ferrugineuses pendant quelques jours en les rendant purgatives le premier et le dernier jour.

Si cette maladie était produite par une supression de regles ou d'hémorrhoïdes comme je l'ai vû diverses fois, on provoquera ces sortes d'évacuations par les saignées réitérées du bras et du pied, ou bien on les remplacera avec succès par l'aplication des sang-sües à l'anus ou aux grandes lèvres, et si ces moyens ne sufisaient point encore pour les rapeler, on recourrerait aux remèdes internes que nous avons indiqué dans ces sortes de cas, et dont il sera encore parlé dans la suite.

Les remèdes externes apliqués aux yeux ne doivent point être omis pour en accélerer la cure. Il faut que les uns et les autres marchent ensemble, et qu'ils soient accompagnés d'un régime doux, humectant, et capable de corriger l'acrimonie des humeurs.

Les remèdes oculaires auxquels on doit donner la préférence, consisteront en des bains locaux pris au milieu du jour dans une infusion legere de fleurs de mauve et de lys animée de quelque gouttes d'esprist de vin camphré, et le matin et le soir on les bassinera avec un colyre composé de plantain fleurs de sureau et de camomille animé d'un 12e de gouttes d'eau vulneraire spiritueuse pour un plein verre, et si les douleurs étaient vives, on y placerait la nuit sur les paupieres un petit sachet d'herbe de plantain pilées et saucées dans son jus qu'on renouvellerait d'imbiber au milieu de la nuit au moment ou le sommeil serait interrompu. Vers la fin de la cure on en instillera dans les yeux quelques gouttes d'eau saphirique n° .... et on la coupera avec partie égale d'eau ordinaire ou seconde eau de chaux suivant la délicatesse de l'orgâne.

En traitant ainsi cette affection, il faut préserver les yeux de l'air trop vif ou trop humide, de la grande lumiere soit naturelle soit artificielle, sans neanmoins les priver entierement du jour. Pour cet effet on aura l'attention de placer par dessus les paupieres une éspèce de petit abbatjour qu'on attachera après la coiffe ou le chapeau des malades. C'est de cette maniere simple que je suis parvenu à guérir une infinité de malades de tout âge et de tout séxe sans avoir eu besoin d'apliquer de vessicatoire ni de cautère comme on a coutume de le pratiquer en pareil cas, et je n'y procède que quand le mal résiste aux remèdes prescrits. Parmi nombre de cures que je pourrais raporter ici, je me restreindrai à la suivante.

CVIII. Observation. Consulté en Messidor an 9 par le sieur Blavy, vitrier à Montpellier sur l'œil droit de son enffant agé de 7 à 8 ans qui était atteint depuis plusieurs mois d'une fluxion interne qui l'empêchait de fixer la moindre clarté, tant elle lui était sensible et douloureuse; je l'examinai attentivement, et ce que j'y trouvai, fut quelque vaisseaux gorgés de la conjonctive avec une rougeur très manifeste à l'uvée, et un rétrécissement très marqué de la prunelle qui me signalèrent le siege principal de son mal.

Pour l'en délivrer, on lui appliqua les vessicatoires derriere les oreilles et quelque topiques à l'œil, mais ces remédes n'aportèrent aucun amendement; et cela n'était point étonnant puisqu'on omit d'user des remèdes internes, qui étaient une chose absolument indispensable à cause de son affection qui tirait sa source d'une suite de petite vérole qu'eut l'enfant quelque mois avant d'en être atteint qui n'avait pas beaucoup flué.

Mon début, sitot que ce jeune malade me fut confié, fut de le purger doucement, après l'avoir préparé pendant quelque jours avec des boissons adoucissantes qu'il buvait dans le cours de la journée; et pendant ce tems il prenait des bains de jambe qui furent continués pendant 8 à 9 jours, et je renouvellai la purgation; le tout fut suivi d'un régime doux, humectant et propre à rafraichir le sang. Je lui apliquai de suite aux yeux les topiques désignés cy-dessus, et après que le corps fut bien disposé, je le fis passer à l'usage des pilules de Beloste qui achéverent de la guérir.

Article II

Des playes de l'uvée

L'uvée ou iris, cette membrane si utile à l'œil, soit pour l'agrément de la figure, soit pour la vision, peut être lésée par toute éspèce d'instrumens, ou corps pointus et tranchans. L'on doit juger que les playes de cette tunique ne peuvent avoir lieu sans que la cornée n'ait été également blessée. Cet accident peut encore arriver dans l'opération de la cataracte, soit par abaissement, soit par éxtraction, surtout lorsqu'elle est faite par une main peu éxerçée ou mal adroite.

Le pronostic des playes de cette membrane dépend de leur grandeur, de l'instrument qui les a faites et de l'éffusion du sang repandu dans les chambres de l'œil.

Si la playe, en penetrant la substance de l'uvée, n'a intéressé cette tunique que légèrement, il n'y aura que très peu ou point de sang, et la cure en sera facile. Nous observons cependant que les playes de l'uvée faites par piqures, n'importe avec quel instrument que ce soit, sont beaucoup plus à craindre que celles qui sont causées par des instrumens tranchans et piquans. Neanmoins le traitement en est le même ; il sufira seulement d'apliquer sur les paupieres fermées, une compresse trempée dans un colyre composé de trois parties d'eau ordinaire et une quatrieme d'eau vulnéraire spiritueuse qu'on renouvelle plusieurs fois dans le jour, et de faire prendre alternativement des bains locaux dans le même remède mais beaucoup plus affaibli.

Lorsque la playe sera plus considérable, il y aura un épanchement des vaisseaux de l'Iris dans les chambres de l'œil beaucoup plus conséquent que dans le cas précédent, et des lors le traitement doit être différent surtout lorsqu'une portion de cette tunique sort au travers de la cornée; c'est alors une autre maladie beaucoup plus grave que celle dont il s'agit, et à laquelle les auteurs ont donné le nom de staphilôme .... distingué en deux éspèces comme il a été éxpliqué ailleurs. On doit de suite y remédier en en faisant la réduction et évacuer en même tems le sang épanché dans l'œil, autrement cet orgâne pourrait tomber en supuration et même s'atrophier, c'est ce que l'éxpérience a démontré. Voyez le manuel de cette opération dans l'ouvrage énoncé d'autre part aux pages 50 et 124 du tom. Ier.

Si cependant la chûte de l'uvée ne subsiste point quoique l'épanchement du sang soit plus grand que dans le cas cy-dessus comme je l'ai vû arriver plusieurs fois, il n'y a rien de mieux à faire que d'user des bains locaux dans l'eau tiede seulement ou bien dans une simple infusion de fleurs de mauve et de les réitérer plusieurs fois de suite, en les continuant durant tout le cours de la journée d'heure en heure afin d'obtenir l'éffet désiré.

Neanmoins lorsqu'il s'y rencontrera des sujets qui se refusent de se soumettre à l'opération cy-dessus comme il s'y en trouve, il n'y a pas d'autre parti à prendre que de s'occuper à la résolution du sang épanché en pansant l'œil de la maniere qu'il a été dit, et de ne pas oublier de diminuer le volume du sang par des saignées du bras et du pied suivant l'âge et la constitution des malades, et si quelque chose venait à s'y opposer comme dans le tems critique chez le sexe, ou par toute autre cause, on les remplacerait par des pediluves réitérés. Les boissons délayantes et tempérantes doivent être également mises en usage avec une diète sévère, et lorsque les accidens sont passés, on en diminue peu à peu la rigidité.

Mais si le staphilôme a lieu, il faut ajouter au pansement de l'œil l'emploi de notre Opiat Ophtalmique n° .... comme nous l'avons très bien éxpliqué en parlant de cette maladie à la page .....

CIX. Observation. En mai 1786 la femme du nommé Frabusse, facturier à Montpellier, agée de 39 ans, s'étant lancée par mal adresse la pointe d'un petit couteau au centre de l'œil droit en voulant decoudre un ourlet de chemise, il s'en suivit à l'instant la perte de la vüe. Aussitôt M. Sabatier, médecin, et Lherran chirurgien furent apelés; des qu'ils eurent vü l'état de cet œil, ils ne voulurent rien conseiller sans consulter avec moi. A cet éffet ils dépêcherent le mari de cette femme vers moi, ou après m'avoir fait part de cet accident, je me rendis à l'instant vers eux. Examinant ensemble cet organe, nous trouvâmes ses chambres remplies de sang provenant de la blessure qu'éprouva l'uvée qui était alors invisible. Les voyes recueillies, mon avis fut d'y pratiquer à l'instant l'émpieme, non à l'endroit ou porta la pointe du couteau, mais au bas de la cornée transparente, comme le moyen le plus prompt et le plus assuré pour donner de suite issüe au sang épanché et de rétablir les fonctions visuelles. Celui de ces MM. fut le même, et ils m'engagerent d'y procéder. Au moment ou je me disposais à cette légère opération, la malade se retira précipitamment, et il nous fut impossible de l'y faire consentir malgré que nous lui eussions fait connoitre son utilité et le danger auquel elle s'éxposait en s'y refusant. Tout fut vain et il nous a fallut recourrir au traitement que nous avons spécifié plus haut. Suivi avec le plus grand soin, nous fûmes assez heureux de parvenir à la guérison, et il ne resta à son œil qu'une petite cicatrice à la cornée qui ne lui gênait que fort peu la vüe.

Article III.

De l'ulcération de l'uvée

Lorsqu'on ne porte pas les secours nécessaires aux affections décrites dans les articles précédens, ou qu'on les abandonne aux soins de la Nature, il survient assez communément à l'Iris ou uvée de petits ulcères qui jettent un peu de sanie, et qui, chez certains sujets disparaissent quelquefois d'eux-mêmes lorsque la cause qui y a donné lieu, cesse; mais chez d'autres, l'ulcération augmente de maniere que cette tunique se dénature, et entraine après elle la supuration de ses parties voisines comme cela arrive assez fréquemment dans le cas de l'hypopion.

Les signes qui feront distinguer cette maladie, se manifestent par un ou plusieurs petits ulcères que l'on voit sur la surface de cette tunique qui lui font changer de couleur; elle parait terne et légèrement blanchâtre. Dans ce cas le malade ressent dans l'œil de petits élancemens avec des douleurs plus ou moins fortes suivant le dégré de l'inflammation interne qui quelquefois se porte à l'éxtérieur de l'œil.

Les causes qui procurent ce genre d'affection étant à peu de chose près les mêmes que celles de l'hypopion dont nous avons parlé dans la section IIIe le traitement en sera également le même; ainsi l'on peut y recourrir, et nous allons encore le retracer ici dans l'observation suivante; nous observerons seulement que nous y ajoutâmes l'usage de l'eau à la glace que nous jugeâmes nécessaire.

CX. Observation. Le sieur Jean Jean, huissier, à Montpellier agé de 44 à 45 ans, fut surpris d'un mal à l'œil gauche qui l'empêchant de fixer le jour, fut forcé d'interrompre l'éxercice de son état. Il crût qu'avec le seul usage de l'aplication de l'eau vegeto-minérale, qui lui fut recommandé par une personne de l'art, son œil se rétablirait. Il l'employa en bains locaux avec des compresses imbibées par dessus les paupieres. Mais au lieu de le soulager les perceptions visuelles qui n'étaient qu'affaiblies, s'éloignirent, et les douleurs qu'il y ressentait, augmentèrent. Craignant pour la perte de son œil, il recourrut aux soins de M. Petiot, médecin, qui, lorsqu'il l'eut visité, conseilla de m'apeler. Je me rendis à sa demande, et nous consultâmes ensemble.

Examinant avec attention son œil, nous n'y réconnûmes presque point de rougeur à son éxtérieur, mais ce symptôme était très évident sur la surface de l'uvée, et nous y observâmes même entre les sillons quelque petits points blanchâtres qui nous dénotérent de petits abscès, et qui sans doute, par l'a sanie qu'ils produisaient, en offusquait l'ouverture de la prunelle qui paroissait beaucoup plus étroite que celle de l'œil sain, et nous fit penser qu'il l'y formait un *hypopion*.

Dans cette situation critique, nous statuâmes le traitement suivant qui consista en des remèdes tant internes qu'externes. Ce médecin se chargea de la direction des premiers, et moi de celle des seconds. Après avoir débuté par l'aplication de l'emplatre vessicatoire au bras gauche; il fut prescrit au malade des pédiluves sinapissés matin et soir ainsi que des lavemens émolliens, et pour boisson dans le courant du jour plusieurs verres d'une tisanne de veau altérée avec le cœur de laitües et quelques feuilles de chicorée amere. Après 5 ou 6 jours il fut purgé avec une médecine minorative n° .... et on réduisit les bains de jambe et les lavemens à un seul par jour afin de ne pas trop le fatiguer. Sa tisanne de veau fut aussi remplacée par de l'orangeat. Au bout de huit jours, ce malade prit les eaux minérales pendant trois jours de suite; elles furent rendues purgatives le premier et le dernier jour avec deux onces de sel dépsom fondus dans les deux premiers verres qu'il but de grand matin à jeun à une demie heure de distance l'un de l'autre, et le reste des bouteilles de douze en douze minutes. Le surlendemain de ces eaux il fut mis à l'usage du petit lait coupé pendant les 8 premiers jours avec partie égale d'eau de fontaine bien pure; après cela il le prit pur pendant une 12e de jour, et on y ajouta à la derniere ébulition, de la l'appas (patience) et un peu de fumeterre; de la on le rendit encore plus actif par le moyen d'une quarantaine de cloportes bien lavées, et qu'on y jetta lorsqu'elles furent écrasées. Le malade le continua de cette derniere sorte une dizaine de jours, tems ou son œil se trouva entierement guéri. Néanmoins comme la vüe en était encore faible, nous terminâmes son traitement interne par l'employ d'une tisanne de salseparcille qu'il bût principalement matin et soir, et toujours en usant des colyres propres à la fortifier, et une quinzaine de jours sufit pour arriver à ce but. Bien entendu que pendant tout le tems que dura ce traitement, un régime de vie doux et humectant fut suivi dans la plus grande éxactitude.

Quant aux remèdes éxternes propre à son œil, voici la conduite que je tins. On y injecta dabord le matin vers les 6 à 7 heures plusieurs gouttes du colyre fait la pierre divine coupé avec partie égale d'une infusion de fleurs de camomille et de lys; le second pansement fait 3 ou 4 heures après, consista en des bains locaux dans une infusion de fleurs de mauve animée de quelques gouttes d'eau de vie camphrée, le troisieme pansement que je fis sur les deux heures après midi fut de lui placer entre le globe de l'œil et les paupieres gros comme une demie mouche de notre Opiat Ophtalmique n°.... et une heure aprés de lui faire prendre un bain local comme cy-dessus. Enfin sur les 6 à 7 heures du soir, on lui instillait de nouveau dans l'œil le même colyre que celui du matin. Ces pansemens suivis 8 à 9 jours, l'œil de ce malade se trouva déja bien soulagé et les douleurs beaucoup moindres. Alors je suprimai l'employ de notre Opiat Ophtalmique que je remplaçai par les embrocations d'eau à la glace, et les autres topiques furent toujours continués pendant une quinzaine de jours. A mesure de l'amériolation de l'œil je retranchai peu à peu les pansemens jusqu'à ce que je les eusse réduit à un seul après avoir cessé les autres. Il consista à y instiller de l'eau bleu céleste n°.... animée de 5 à 6 gouttes d'alcali volatil pour une pleine toupete, et ce dernier topique completa entierement sa cure.

Article IV

Des défauts ou vices de la prunelle

L'ouverture de l'uvée ou Iris surnommée pupille ou prunelle a ses maladies particulieres.

1° Elle peut pêcher par le relâchement des fibres qui doivent la faire contracter, et causer une faiblesse de vue. 2° par son éxtrême dilatation; 3° par sa constriction plus ou moins parfaite, et produire la même incommodité. 4° Si la prunelle se trouve entierement dilatée et sans aucun mouvement, il doit s'en suivre la perte de la vûe. Cette affection se nomme *mydryasis*, *amaurosis*, *Goutte-sereine* dont il sera question dans la suite. 5° Si par le contraire la prunelle est tout à fait fermée, on l'apelle occlusion de la pupille ou *phtisis* et la vûe en est également perdûe.

Les signes qui font connaitre le premier cas sont aisés; il suffit de comparer la prunelle relachée avec celle d'une personne qui jouit d'une bonne vûe, on apercevra bientôt la différence de l'un à l'autre dans ses mouvemens de dilatation et de constriction. On distinguera bien mieux encore cette infirmité dans un sujet qui aura un œil très sain, tandis que l'autre en sera atteint. Différentes causes peuvent la procurer. 1° l'habitude de s'occuper de lectures, etc., ou de travailler à quelque métiers dans des endroits peu éclairés; 2° d'habiter des lieux obscurs; 3° quelque coups violents ou chûtes faites sur cet orgâne, etc. Cette indisposition peut aussi avoir une cause sympathique, telle que l'extrême sensibilité du genre nerveux dans ceux qui sont sujets aux vapeurs, aux convulsions ou qui sont attaqués de fievres aigües. Elle peut également arriver par la métastase de quelque humeurs, ou provenir de naissance, mais ce dernier cas est rare.

Les signes distinctifs du second cas qui concerne la dilatation contre nature de la prunelle sont encore bien plus manifeste, car en comparant les prunelles d'une personne dont les yeux sont très sains avec celles d'une autre qui est affectée de cette maladie, on y reconnoitra bientôt une différence notable dans leur diametre. Cette affection sera encore bien plus évidente sur un sujet dont l'un de ses yeux se trouvera dans une parfaite conformité, tandis que l'autre au contraire en sera frapée, et ce cas n'est point du tout rare. Les mêmes causes que nous avons énoncées dans le cas précédent peuvent également causer ce genre de maladie.

Si la prunelle est susceptible de s'élargir ou de se dilater plus qu'il ne faut pour l'entrée des rayons lumineux dans l'œil, et d'en affaiblir la vûe, elle ne l'est pas moins de se rétrécir au point de produire le même éffet.

Les signes de cette indisposition qui forme le troisieme cas se présentent au plus léger éxamen, par les prunelles qui paraissent beaucoup plus petites que dans l'état naturel. On la distingue encore mieux si elle n'éxiste que dans un seul œil comme cela arrive quelquefois; car il sufit de comparer la prunelle de l'œil malade avec celle de celui qui est sain pour y voir une différence notable. En général plus le diamètre des prunelles se trouve diminué, plus la vûe des sujets qui en sont travaillés, est affaiblie. Enfin si elles sont entierement occluses ou fermées, cette affection est encore bien plus évidente puisqu'il ne subsiste plus aucune trace d'ouverture à l'uvée.

Les causes déterminantes du resserrement de la prunelle ou de sa cloture entiere sont 1° la délicatesse de l'orgâne; 2° la trop forte contraction des fibres circulaires de l'Iris ou uvée; 3° les inflammations violentes et de longue durée; 4° celles qui sont périodiques; 5° un abscès après leur guérison; 6° l'habitude de regarder les objets trop éclaires et de haute couleur comme le blanc foncé, le rouge écarlate; 7° le travail de cabinet trop assidu, surtout à la lumiere artificielle, ou à la clarté d'un soleil trop ardent; 8° celui de l'horlogerie, des metteurs en œuvre, celui sur différens métaux très reluisans; 9° enfin un feu trop ardent comme celui des verreries, des grandes forges, ou même des grandes cuisines.

Les autres causes sympathiques que nous avons désignées plus haut, occasionnent aussi cette indisposition. Developons maintenant les moyens curatoires.

La cause de l'éxtrême dilatation de la prunelle étant bien connüe, on y remédiera de suite afin qu'elle ne devienne point incurable.

1° Si elle vient de l'habitude de travailler dans un endroit trop éclairé, il faudra graduer la lumiere artificielle ou naturelle, et s'accoutumer à travailler dans un local suffisamment éclairé en même tems qu'on fortifiera l'orgâne en le bassinant matin et soir avec la liqueur Ophtalmique n° ....

2° Si ce mal vient de ce que l'on a habité longtems des lieux obscurs, ou ailleurs, il faut avant d'éxposer au grand jour les sujets dont la vüe s'est ainsi affaiblie, les habituer peu à peu, sans quoi ils risqueraient à la perdre par une goutte-sereine si on ne prenait cette sage précaution.

3° S'il vient à la suite de quelque coups ou chûte sur le globe de l'œil, il est urgent d'user des colyres n° .... et même de faire saigner les malades plus ou moins suivant les circonstances, ou bien en place, l'aplication des sangsües autour des yeux, et accompagner ces moyens par la diete et les boissons calmantes.

4° S'il est produit sympathiquement comme cela arrive aux personnes dont le système nerveux est très délicat, qui sont sujettes aux vapeurs, aux convulsions, etc. on ne peut en obtenir la guérison qu'autant qu'on sera parvenu à détruire ces causes dont il sera question dans la section VIIe en parlant des maladies qui ont leur siege sur les membranes rétine et choroïde.

5° S'il est causé par suite d'une répercussion d'humeur quelconque, il faut les rapeler par le secours des éxutoires et les fondans pour rétablir l'orgâne visuel.

6° Enfin si le mal provient de naissance, tous les remèdes sont inutiles, on ne peut corriger ce vice de conformation qu'en se servant des éspèces de Besicles que nous avons décrites dans la démonstration IVe du tom. I, page 153 de notre Précis ou Cours d'opérations sur la chirurgie des yeux, etc.

La cloture de la prunelle soit partielle, soit totale, ne peut se rétablir qu'après avoir détruit ce qui peut y avoir donné lieu, et comme les causes sont en général les mêmes que celles qui procurent la maladie contraire que nous venons de raporter, le traitement doit être le même.

Si après avoir subi le traitement qui convient dans chaque cas, on ne parvient pas à rétablir la prunelle des malades, ou toutes deux si elles sont occupées de l'incommodités susdites dans son état naturel, il ne se présente plus d'autre ressource que celle de tracer une prunelle artificielle de la maniere que nous l'avons décrite dans l'ouvrage cité cy-dessus à la page 160, t. Ier.

Si cette infirmité vient uniquement de naissance sans aucune autre complication, alors n'affectant que l'uvée, on doit prendre également ce dernier parti.

Jusqu'ici nous avons parlé des vices éssentiels de la prunelle et des moyens d'y remédier, il nous reste à parler des cas ou elle manque de jeu en tout ou en partie, de ceux ou elle est difforme, et enfin des derniers ou elle se trouve déplacée.

1º Quand la prunelle a ses mouvemens de dilatation et de constriction en partie suspendus, la vüe est ordinairement trés faible, et lorsqu'elle est dans un état d'immobilité, ce sens est de toute nullité. Ces deux états maladifs tenant à l'amaurose ou Goutte-Sereine, et les causes tirant leur même principe, nous en renverrons le traitement dans la section VIIe en parlant de cette affection, et nous les accompagneront de faits de pratique.

2º Il est des cas ou la prunelle ne conserve plus son véritable diamêtre, elle a toute autre forme; malgré cela les perceptions visuelles ne s'en sont pas moins avec éxactitude et ses mouvemens sont pour l'ordinaire réguliers. Cette difformité est quelquefois naturelle, mais le plus souvent elle vient à la suite d'un abscès ou d'un staphilome, d'un coup violent porté à l'œil et quelquefois même d'un déchirement de l'uvée provenant de l'opération de la cataracte soit par abaissement, soit par éxtraction. Il est très facile de reconnoitre cette imperfection de la prunelle par son défaut de rondeur, mais il n'y a aucun moyen pour la remettre dans son équilibre naturel; ainsi il est inutile d'y rien faire si elle vient de naissance. Il n'y a guére que quand elle vient des autres causes, ou l'on peut y remédier dans son principe; et comme en pareil cas l'inflammation y est jointe, on doit recourrir aux moyens que nous avons prescrit pour cette affection dans la section.

3º Il arrive encore que la prunelle, au lieu de se trouver au centre de l'uvée, on la voit irréguliere et située à l'un des angles de cette tunique, c'est à dire, tantôt en haut et tantot en bas, ou bien du coté du nez ou de la tempe. Ce cas survient ordinairement à la suite d'un coup porté sur l'œil, ou des chûtes faites sur cet orgâne. Rarement ce défaut est naturel. Quelquefois aussi il est accompagné de la perte de la vûe, d'autrefois il n'y a qu'une simple faiblesse et d'autrefois la vûe en est aussi parfaite que si elle était dans son état naturel. Mais lorsqu'un pareil accident arrive, ce n'est pour l'ordinaire qu'à un seul œil car l'autre, conserve toujours son assiette naturelle. Lors donc que l'on rencontrera une semblable difformité à la prunelle et son déplacement, nous n'avons rien à conseiller; tout ce que l'on y ferait, deviendrait inutile malgré les meilleurs traitemens; mais si la vûe en était affaiblie, on peut la fortifier, en employant les colyres n° .... Et dans le cas aussi ou à la suite d'un coup, ou une chute faite sur cet orgâne, il y aurait fluxion, on recourrerait aux moyens indiqués dans la section.....

SECTION V

Des affections du cristallin connües vulgairement sous le nom de cataractes

Le cristallin placé derriere la prunelle comme nous l'avons déjà dit, est sujet à diverses affections qui désorganisent la vüe, mais la plus commune est celle que le Peuple a coutume d'apeler *cataracte*, et que les gens de l'art qualifient suivant le degré d'altération morbifique de ce corps lenticulaire. Elle est ou commençante ou en partie formée, oul confirmée. Elle se forme peu à peu jusqu'à l'abolition entière de la vüe.

Lorsque la cataracte commence à naître, il est assez dificile de la distinguer parce que l'on n'aperçoit presque rien à l'œil, et on ne la reconnaît que par les divers symptômes que nous allons détailler.

Ordinairement ce n'est qu'après quelque mois qu'elle se rend plus sensible, et que le cristalin parait déja légèrement affecté. Le léger brouillard qu'on remarque sur la surface de ce corps au travers la prunelle ressemble à peu près à celui d'une belle glace de miroir ou d'un diamant sur lesquels on aurait halêné, est déja une preuve de cette maladie. Et les sujets qui en sont atteints, semblent voir un brouillard ou de la fumée qu'ils croyent pouvoir faire disparoitre en se frottant les yeux.

La cataracte est en partie formée, lorsqu'elle est plus aparente que dans le cas antécédent. L'opacité est des lors plus circonscrite et plus marquée, et les malades y voyent beaucoup moins surtout au grand jour ou devant la lumiere artificielle.

La derniere péricde de la cataracte consiste dans son entiere formation, et se trouve telle lorsque le cristalin a totalement perdu sa transparence, et que la vüe est absolument éteinte. Alors les malades cessent de distinguer les objets quoiqu'ils voyent encore le jour, la lumiere artificielle et même les objets éclairés, etc.

Les avant coureurs de la cataracte apelées symptômes, se sont ressenties chez les malades lorsqu'ils voyent voltiger en l'air comme des cheveux, des mouches, des fils ou filamens, un crêpe, des toiles d'araignées, de la poussiere, des flocons de neige ou de laine, etc. Ces divers symptômes ne paraissent tels que, parce que les rayons de lumière venant à rencontrer l'endroit ou le cristalin est obstrué ne peuvent passer outre pour aller se peindre sur le siége immédiat de la vüe (la rétine).

Les causes internes de la cataracte dépendent pour l'ordinaire de quelques humeurs séreuses et acides qui se sont insinuées dans les vaisseaux du corps lenticulaire ou de sa membrane, ou bien encore d'un épaisissement des sucs nourriciers. Mais que ce soit l'une ou l'autre, elles n'interompent pas moins la circulation des fluides, elles aménent l'altération du cristalin par le défaut de nourriture, et lui font perdre sa transparence naturelle.

Cette maladie peut aussi venir à la suite de quelques maladies graves, telles que les fievres aigües, les dartres, les érésipelles, les supressions de regles ou d'hémorrhoïdes, les playes, les ulcères, les transpirations arrétées, enfin les fluxions périodiques aux yeux, etc. J'en citerai quelque éxemples.

Les causes éxternes de cette maladie se réduisent en

général à des coups reçus sur cet organe ou à des chûtes; elles peuvent également provenir de quelque corps étrangers qui s'introduisent dans l'œil.

La cataracte présente différens caractères d'après lesquels elle est tantôt curable, tantôt douteuse, et d'autre fois incurable.

Parvenüe à son dernier période, si elle est de bonne éspèce, il n'y a pas d'autre parti à prendre que l'opération qui, pratiquée par une main adroite et souvent éxerçée est constamment suivie de succès.

Si la cataracte est douteuse, l'opération peut bien s'en faire, mais elle sera douteuse.

Si la cataracte est regardée comme incurable, l'opération est impraticable, et on ne doit point la tenter.

Comme notre but n'est point d'entrer ici dans un détail circonstancié sur cette opération, et que nous devons seulement nous occuper de guérir cette maladie dans sa naissance, et d'éloigner ou d'arrétér ses progrès lorsquelle est déjà en partie formée, nous allons indiquer les moyens les plus simples et les plus salutaires pour y parvenir. Et pour des notions plus étendues sur sa cure par l'opération, nous renverrons à une dissertation sur la cataracte que j'ai lüe le 20 juin 1776 à la société Royale des sciences de Montpellier qui se trouve consignée dans mon Recueil de Mem. et d'observat. sur l'œil à la page 33 et suiv. ou bien encore à la VIIe démonstration de notre Précis ou Cours d'opérations sur la chirurgie des yeux, etc., pages 235 et suiv. dans laquelle tous les différens procédés sont décrits avec la gravure de tous les instrumens qui ont été inventés à cette occasion.

Les signes que nous avons déduit plus haut pour connoitre éxactement le développement de la cataracte, ne sont pas les seuls, il en est encore d'autres qu'il faut bien remarquer pour juger de son éspèce. Car on sait ce que nous avons dit que la cataracte était de trois sortes, savoir, la bonne, la douteuse et la mauvaise éspèce. Nous pouvons même ajouter qu'il en est de composées et de compliqués. Expliquons ces divers points afin de ne rien laisser ignorer

Les signes qui dénoterons la cataracte de bonne éspèce, seront les mouvemens réguliers de la prunelle et son diamêtre naturel. On en sera mieux convaincu lorsqu'à mesure que cette affection se formera, les symptômes augmenteront jusqu'à l'éxtinction de la vüe. Cet état prend dès lors le véritable caractère de la cataracte curable par l'opération.

Si cette affection se présente d'une maniere douteuse, on s'apercevra d'une irrégularité dans les mouvemens de la prunelle, et même d'un changement non naturel. Son jeu sera lent, elle se trouvera un peu plus dilatée ou plus resserrée, et quelquefois cependant elle conservera son vrai diamêtre.

Enfin si elle se montre différemment, les symptômes décrits ici et ailleurs, ne seront pas toujours sensibles; tantôt ils durent plusieurs jours de suite et disparaissent pour se montrer de nouveau et continuer jusqu'à l'extinction de la vüe. Dans ce dernier cas, c'est à dire lorsque la cataracte se trouve accompagnée de la Goutte-sereine, il y a des sujets qui ont quelque douleurs légères dans l'œil, ou une pésanteur au-dessus des sourcils, et on aperçoit même quelque petites ramifications de vaisseaux sanguins sur la conjonctive de l'œil. A la disparution momentanée de ses divers symptômes, les malades croyent en être quitte pour la peur, et cependant ces symptômes augmentent à un tel point qu'ils ne peuvent être combattus avec succès.

Mais il ne faut pas se méprendre sur la naissance de la cataracte, car les symptômes de cette maladie se présentent presque sous les mêmes aspects que dans la Goutte-Sereine, et ce n'est qu'après un certain tems qu'on peut être assuré de la formation de l'une ou de l'autre de ces affections, parce que dans leur principe il ne parait aucun vice différent dans l'œil. Pour ne pas s'y tromper, il ne s'agit que de bien éxaminer les ressorts de la prunelle, et si sa dilatation et sa constriction se font éxactement comme dans l'état de santé, si le sujet n'est ni trop jeune ni trop vieux, on peut être persuadé que c'est la cataracte. Si au contraire on s'aperçoit que les mouvemens de la prunelle sont un peu rallentis, c'est alors une forte induction pour croire que c'est la goutte sereine, et non la cataracte.

Tel est le premier période de la cataracte, passons au second.

Lorsque la cataracte s'est parfaitement dévelopée, elle se manifeste par une opacité plus ou moins circonscrite qui est vüe au delà de l'uvée Dans cet état le malade voit déja obscurement, et le grand jour lui est nuisible de même que la lumiere artificielle, de plus il s'aperçoit d'une ombre proportionnée à l'obstruction des vaisseaux du cristalin, et lorsque la cataracte est de bonne éspèce, les mouvemens de la prunelle sont parfaitement réguliers et très distincts. Si elle est douteuse, son jeu sera bien moins sensible, et son diamètre plus large ou plus petit. Le malade distinguera moins les objets qui dans le cas cy-dessus, et ressentira même comme une gêne ou une espèce d'engourdissement dans l'œil ou dans ses parties environnantes, quelquefois avec une faible douleur, d'autrefois sans douleur. Si elle se rencontre de mauvaise éspèce, les mouvemens de la prunelle, ne se font que très imparfaitement, et celle-cy sera ou très dilatée, ou très resserrée. Outre cela le malade y voit beaucoup moins que dans les cas antécédens.

Le troisième période de la cataracte consiste dans l'abolition de la vüe, dès lors les malades ne peuvent plus voir à se conduire, parce que leurs prunelles se trouvent entierement obscurcies par l'opacité du corps lenticulaire. Si en pareil cas les mouvemens de la prunelle sont aussi évidens que dans l'état naturel, et que les malades voyent encore le jour, la lumiere artificielle et les objets de haute couleur, c'est une marque que la cataracte est de bonne éspèce et qu'on peut sans crainte en venir à l'opération.

Les cataractes douteuses se remarquent par un jeu plus ou moins faible des prunelles qui permet à peine les malades de discerner le jour et la lumière artificielle. C'est alors que l'on soupçonne Goutte-Sereine, et que l'on ose en entreprendre la cure par l'opération tandis qu'elle ne subsiste pas, parce qu'il arrive quelquefois que ce manque de jeu provient du volume augmenté des cristallins qui se forjettent contre la face interne des membranes uvées et en gênent leurs mouvemens; l'opacité très forte de ces corps lenticulaires tombant quelquefois sur le noir, en imposent aussi, et mettent les oculistes dans l'incertitude sur le succès de l'opération; ayant prouvé ce que j'avance ici dans mes ouvrages de pratique par des faits concluans, il sera inutile de revenir sur cet objet.

Lorsque la cataracte sera mauvaise de éspèce ou incurable, on remarquera une immobilité aux prunelles, et les malades ne distingueront rien, pas même le jour, ni la plus vive clarté. De plus les pupilles seront le plus souvent éxtrémement dilatées ou resserrées, et dans ce dernier cas l'opération y est inutile parce qu'il y a Goutte-Sereine.

La cataracte peut être composée ou compliquée. Nous apelons cataracte composée 1º celle ou le cristalin opaque est accompagné d'une fluxion plus ou moins grande soit du globe de l'œil, soit des paupieres ; 2º lorsque celles-cy sont retirées sur elles-mêmes sans qu'elles puissent recouvrir l'œil; 3° lorsqu'il y a une ou plusieurs taches ou tayes à la cornée plus ou moins épaisses, 4° quand la prunelle se trouvera plus petite qu'à l'ordinaire, ou qu'elle sera difforme par quelque coups que l'œil aura reçu; 5° lorsqu'il y aura sur l'œil une maladie connüe sous le nom d'*onglet*, *phterigyon* ou *drapeau*; 6° enfin on doit également considérer pour cataracte compliquée lorsque la membrane du cristalin sera opacifiée.

Malgré toutes ces circonstances, la cataracte peut s'opérer avec succès si elle est faite par une main adroite, surtout par la méthode de l'*extraction*. Nous en excéptons le seul cas où le Globe de l'œil ne peut être recouvert par les paupieres, comme dans une affection connüe sous le nom de Lagophtalmos, où nous croyons devoir donner la préférence à la *dépression* ou *abaissement*. Et malgré qu'un auteur italien célèbre dans l'art de guérir ait voulu préconiser cette dernière méthode en l'admettant dans tous les cas, son sentiment ne sera pas suivi des malades et encore moins des personnes de l'art qui aiment la vérité et qui sont à même de voir souvent les défauts de cette opération dans la pratique. Je pourrais fournir ici une foule d'observations décisives pour venir à l'apuy de ce que j'avance quoique j'en aye déja raporté plusieurs dans mes ouvrages sur les maladies des yeux, mais je me réserve de le faire dans le cas ou le professeur *Scarpa* dont il est question, voudrait s'obstiner à soutenir le contraire comme il l'a fait dans un ouvrage traduit de l'italien en français, par M. J.-B. *L'Eveillé*.

Quoique j'honnore et respecte infiniment les talens de M. Scarpa, et de son traducteur, je me restreins à leur dire que, parmi la série d'observations de pratique qu'ils ont publié sur l'opération de la cataracte faite par *dépression*, aucune ne m'en ont imposée, et ne séduiront même personne qui aime à voir par soi-même les résultats de cette méthode, et d'en faire une comparaison bien raisonnée avec celle de *l'extraction*. Ce qui m'a encore surpris, c'est de voir cet ouvrage entierement dénudé de faits de pratique sur ce dernier procédé, et m'a porté à croire qu'il ne l'avaient point pratiqué, du moins avec succès, et que, par là, il n'étoit point étonnant de les voir plutôt partisans de *l'abaissement* que de *l'extraction*. Je reviens à mon sujet.

La cataracte compliquée est ainsi apelée lorsque l'altération de la lentille cristalline a lieu de concert avec celle des membranes Rétine et choroïdes, et est réputée incurable, de même que celle qui accompagne l'altération du corps vitré; ainsi l'on ne doit point en tenter l'opération.

L'on a encore divisé les cataractes en vraies, en fausses et en mixtes, mais toutes ces différentes dénomination ne font rien ici, elles ne sont utiles que, lorsqu'étant entierement formées, on veut établir leur curabilité sur l'un ou l'autre des procédés opératoires dont nous avons parlé.

Enfin tout ce que nous venons de déduire au sujet des différens dégrés et des éspèces de cataractes, n'a été consigné ici que pour donner une idée précise de cette maladie si commune et de sa marche successive. Nous allons maintenant nous occuper des moyens de les guérir lorsqu'elles sont dans leur naissance, de retarder leur entiere formation lorsqu'elles sont déjà en partie confirmées, et même d'arrêter leur cours par les remedes qui nous ont réussi le mieux dans la pratique.

Il y a cependant des Gens de l'art qui sont ennemis de tout remède dans ces sortes de cas et qui préfèrent d'attendre l'entiere formation de cette maladie pour en venir à l'opération. Pour moi je ne suis nullement de leur avis par l'éxpérience que j'ai du contraire, et je le prouverai par des faits sans réplique. Leur erreur est d'autant plus grande et plus funeste pour les malades que, si malheureusement, il s'en trouve qui soient atteints de quelques-unes des cataractes de mauvaises éspèces dont il a été fait mention, je leur demanderai quel éspoir ils auront alors, puisqu'il n'y a plus de ressource pour eux, tandis qu'avec l'usage des remèdes sagement combinés et administrés, on aurait pû non seulement leur prolonger la vüe, mais encore arrêter le cours de leurs maladies et épargner l'opération aux autres.

Ainsi pour combattre éfficacement cette affection, il faut principalement avoir égard à la cause qui l'aura déterminée, ou au moins que l'on soupçonnera chez ceux qui en sont attaqués. S'il n'y avait point de cause aparente, et que l'on présumât que la cataracte commençante vienne d'un vice des humeurs, on recouvrera d'abord à la saignée si les malades sont d'un tempérament sanguin afin de diminuer le volume du sang. Autrement on les préparera aux remèdes internes par des boissons délayantes et rafraichissantes, telles que l'eau de riz, d'orge et de chiendent, de veau, de poulet, ou de quelqu'autre de cette nature, et on les assujettira à un régime doux et humectant, et à ne prendre que des nourritures légères et de facile digestion.

Après que le corps est ainsi préparé, on les purgera avec l'une ou l'autre des médecines nº .... et on provoquera les éxcrétions en leur faisant boire dans l'intervalle des selles d'une tisanne de capillaire, ou bien de l'eau de veau bien tiede, ou même du thé léger.

Si l'on a à faire à des enfans fort jeunes qui soient menacés de cette indisposition, je leur donne des dragées ou des biscuits purgatifs, qui leur produit le même éffet, et je proportionne la dose suivant leur âge. Si on se trouve dans une saison propice, et que l'on soit à portée de se procurer les eaux minérales ferrugineuses, et dans la faculté de pouvoir le faire, je les recommande de préférence à tout autre purgatif en y faisant fondre dans les deux premiers verres une dose de sel d'epsom proportionnée à l'âge et au tempérament, ou bien de manne en larmes si on a à traiter des personnes d'une faible compléxion. Ordinairement je fais boire de ces eaux pendant trois jours de suite, et même quelquefois plus de tems, et je les remèt purgatives chaque deux ou trois jours suivant la compléxion des malades. Je recommande aussi de bien se proméner pendant leur usage, et même de les prendre en plein air surtout si la saison est favorable, par exemple, dans un jardin, où à la campagne dont l'air soit pur, afin qu'elles passent aisément dans le sang et corrigent son acrimonie.

Lorsque les prémières voyes sont ouvertes, nous conseillons l'usage des boissons nº .... pendant une quinzaine de jours, et plus de tems si on les juge nécessaires. Après cela on passera à l'emploi du petit lait de vache ou de chêvre que l'on boira chaque jour à la dose d'une demie livre mêlé avec autant d'eau. Il sera pris par verrées dans la matinée à des distances égales, et on en réservera un dernier verre pour boire au moment de se coucher en soupant légèrement et à bonne heure. Au bout de 8 jours, on le rendra plus actif en y faisant bouillir dans le tems de la clarification quelques feuilles et racines de patience, et on le continuera de cette sorte une quinzaine de jours.

Si les symptômes de la cataracte suivaient leurs marches, l'usage du petit lait serait prolongé l'éspace d'un mois, et on le rendrait plus actif en y ajoutant une pincée de fumeterre et une trentaine de cloportes lavées ensuite écrasées.

Les bains domestiques pris dans toutes les saisons éxcépté l'hiver ou ceux de riviere dans la saison favorable sont aussi très salubres en ce qu'il humectent infiniment, et procurent par l'insensible transpiration l'issüe des humeurs qui causent cette maladie. Les lavemens d'eau simple matin et soir avant le repas surtout lorsque les malades sont constipés, ne leur sont pas moins salutaires pour rafraichir le corps, tempérer l'efferyescence du sang, et aider l'éfficacité des autres remèdes.

On renouvelle de tems en tems les purgatifs indiqués, et cette manière simple de se conduire, sufit ordinairement pour triompher de cette affection dans son principe. On pourrait encore pour mieux faire, éxpulser l'humeur qui y donne lieu à la faveur d'un vessicatoire apliqué derriere les oreilles, à la nuque ou entre les deux épaules, mais si l'on prend ce parti, il faut en continuer l'aplication assez de tems pour que ce remède puisse opérer avec succès.

Ce traitement ne demande pas beaucoup d'assujettissement, car l'on peut s'occuper à un travail modéré quelqu'il soit; il exige seulement un peu de persévérance pour rétablir une libre circulation dans toute l'économie animale; l'on ne doit point non plus omettre d'user d'un régime de vie convenable, et d'un éxercice dans les lieux sains et bien aérés.

CXI. Observation, M. Poulaillen, natif de Marseille, habitant Montpellier, agé d'environ 40 ans, était affecté d'une faiblesse de vüe qui lui en faisait craindre la perte. Les formes de mouches, de toiles, de pattes d'arraignées et autre symptômes en augmentaient sa frayeur. Il vint me consulter en avril 1779, d'après l'avis de M. Jausserand, son médecin, et son ami; je lui prescrivis à peu de chose près les mêmes remèdes cités cy-dessus éxcepté le vessicatoire auquel il ne voulut pas se soumettre; il les suivit pendant quelque tems avec beaucoup d'exactitude en usant même du colyre nº .... et peu de mois après tous les symptômes de la cataracte s'évanouirent peu à peu de ses yeux.

Si ce traitement ne remplissait pas toutes les vües curatives, comme il peut arriver chez certains sujets, j'insiste formellement sur un égout aux humeurs hétérogènes par l'aplication d'un simple éxutoire aux endroits du corps mentionnés, et quelquefois même un cautère au bras si cette maladie devenait opiniâtre. J'ajoute même aux remèdes prescrits, l'emploi des fondans, tels que les pilules de Beloste reformées ou les bols n° .... et je les fais continuer plus ou moins de tems suivant les circonstances, en proportionnant la dose suivant les âges et la force des tempéramens. Rarement ces remèdes échouent, si on a soin de ne point fatiguer la vûe par des écritures, des lectures trop assidûes, ou même par d'autres travaux qui éxigent le secours des yeux.

CXII. Observation. En octobre 1785, M. Bernard, fils, cy-devant Président à la Cour des aydes à Montpellier, se plaignait d'une diminution de vûe et de brouillards qui l'inquiétaient beaucoup. Il fit plusieurs petits remèdes qui lui avaient été conseillés par M. Petiot, son médecin et son Beaufrere, mais n'ayant produit aucun éffet, et les symptômes s'aggravant, il conseilla de recourrir à mes soins.

Dès que je fus assuré des principes de cataractes qui le menaçaient, je commençai son traitement par lui faire prendre les eaux d'yeuzet pendant trois jours de suite que je rendis purgatives le premier et le dernier jour avec deux onces de sel d'épsom fondu dans les deux premiers verres. Le lendemain je le mis à l'usage des bouillons n° .... pendant un mois, et je lui fis pratiquer un cautere au bras. Il fut ensuite purgé de rechef avec les mêmes eaux minérales et le sel Ensuite succéda tour à tour l'usage du petit lait indiqué plus haut, et les pilules fondantes et apéritives n° .... A ce traitement, il fut joint des lavemens, des bains domestiques, un régime de vie aproprié, un éxercice modéré, et de tems à autre le renouvellement des eaux minérales susdites avec l'emploi à ses yeux du colyre n° .... et ses yeux se rétablirent dans leur état primitif.

La cataracte vient souvent à la suite d'un rhumatisme, et celui-cy est ordinairement produit par une transpiration arrêtée et un épaisissement inflammatoire du sang, c'est à quoi il faut singulièrement s'attacher pour combattre avec fruit cette diminution de la vüe, et faire disparaitre les symptômes de la cataracte. En pareil cas, lorsque je m'aperçois que le malade est d'une forte constitution, qu'il est très sanguin, je diminue le volume du sang par une ou deux saignées peu éloignées l'une de l'autre, je conseille les boissons abondantes citées d'autre part, et après que lques jours je les remplace par celles du n° ....

Si, le malade après une quinzaine de jours, sent des douleurs dans quelque partie du corps, il faut rapeler la transpiration par des boissons du thé de fleurs de sureau et des frictions seches surt outes les parties du corps et faites avec une morceau de flanelle douce principalement le soir en se couchant en lui faisant boire immédiatement après une tasse de ce thé ou il y entre de la sauge et que l'on sucre un peu, et en lui procurant par ce moyen une forte sueur, il n'en faut souvent pas davantage pour emporter la douleur et dissiper l'affection aux yeux. On peut encore employer chaque jour l'Opiat, apelé l'Electuaire carioscotué pour ce genre de douleur, ou bien un liniment fort simple que l'on peut faire soi-même avec du savon ratissé et fondu dans une dose d'eau de vie camphrée dont on frotte la partie affectée étant très tiède; par là on rétablit la circulation languissante dans l'endroit douloureux, et le mal se dissipe. Si les douleurs deviennent opiniâtres, on mêle dans ce liniment des gouttes de laudanum liquide de *sydenham*, et on en fait même entrer dans ses boissons ou dans des lavemens adoucissans, mais nous prévenons de ne point user de ces gouttes sans avoir fait précéder les remèdes que nous avons détaillés antérieurement.

Quelquefois les douleurs sont si fortes et si rebelles comme dans le rhumatisme connu sous le nom de sciatique, qu'on s'est vû forcé d'employer sur la partie douloureuse, les vessicatoires, les ventouses et même le moxa. Nous n'entrerons pas dans le détail de tous les remèdes qu'on a coutume d'administrer en pareille circonstance, il sufit de dire que ce n'est que par des sueurs abondantes qu'on parvient à faire céder cette maladie. Un moyen bien simple pour y réussir, est l'aplication d'un morceau de taffetas ciré en vert sur la douleur même. Les personnes aisées qui y sont sujettes recourrent aussi aux bains chauds des eaux minérales; les uns s'en trouvent bien partagés et d'autres guéris. Dans les pays méridionaux, ou le rhumatisme y est fort fréquens, on a coutume dans les tems de chaleurs, d'aller prendre des bains de sable à la mer et surtout les personnes non aisées. La sueur abondante qu'ils leur procurent, rapelle chez eux la transpiration plus ou moins suprimée, et les guérit non seulement de leurs douleurs de rhumatisme, mais encore des atteintes qu'elles ont porté à leur vûe, en joignant à ce simple traitement un régime doux et humectant, et en les faisant précéder par des purgatifs minoratifs et des boissons délayantes.

Mais si malgré ces remèdes, ces espèces de douleurs viennent à renaitre périodiquement et que les yeux s'en ressentent, nous recommandons l'employ d'un cautère au bras, et de porter pardessus la chemise un gilet de laine, fine et douce, et d'en changer journellement, ou chaque deux jours suivant le besion, outre cela de s'habiller chaudement dans les saisons froides.

L'usage de ces divers remèdes est ordinairement sufisant

pour faire cesser le rhumatisme et le mal des yeux dont il est une suite, et on en sera assuré lorsque sa vüe était bonne avant qu'il ne s'en ressentit.

CXIII. Observation. Apelé en aoust 1789 par M. Etienne Giral, agé de 50 ans, qui se plaignait depuis quelque tems d'une faiblesse de vüe, je considérai attentivement ses yeux et j'y aperçu un léger brouillard sur la surface des cristallins qui me dénota être un principe de la cataracte surtout d'après des pattes, des têtes ou toiles d'araignées, des cheveux, filandres qui le gênoient parce qu'ils flottaient sans cesse devant sa vüe. Cherchant à en découvrir l'origine, je lui fis diverses questions qui me la firent trouver dans un rhumatisme ambulant qui le faisait souffrir plus dans certain tems que dans d'autres. La cause me paroissant venir de là, je lui ordonnai la plupart des remèdes que nous avons éxposés plus haut, et nous sommes parvenus à le débarrasser de ses douleurs rhumatismales et de sa faiblèsse de vüe.

J'ai vû aussi plusieurs fois la cataracte survenir à la suite des fièvres aigües, des apopléxies, etc. Mais pour l'ordinaire elle se présente dans ces cas de mauvaise éspèce, et on la reconnait par le défaut de jeu dans la prunelles et par leur éxtrême dilatation ou leur resserrement. Ces fievres dépendant d'un engorgement des vaisseaux du cerveau qui arrête la circulation de la lymphe nervale et produisent la maladie dont il s'agit lorsqu'on les laisse vieillir sans les traiter d'une maniere convenable. Au contraire si on y porte de suite des secours, avec méthode, elles se dissipent en même tems que l'afection aux yeux. Ces fievres se guérissent souvent avec les remèdes les plus simples; d'autre fois elles sont très opiniâtres surtout quand par le manque de régime et après avoir été guéries, on est tombé en rechute, ou bien lorsqu'on habite un lieu où l'air est mal sain. Les saignées réitérées faites à propos et avec discernement, les boissons tempérantes, les lavemens, les pédiluves, un régime de vie doux et humectant, la privation des alimens nourrissans, même des bouillons au gras, et d'un travail fatiguant; tout cela, dis-je, sufit pour en couper le cours. Lorsque ces fièvres sont portées à un très haut dégré, il faut employer des moyens plus puissans, et c'est alors le cas de faire apeler un habile médecin.

Si on juge que les principes de la cataracte dérivent d'une apoplexie; les symptômes que nous avons développés se succèdent bien plus vite que lorsqu'elles viennent des fièvres et sont presque toujours d'un mauvais caractère parce qu'ils se compliquent de Goutte-sereine. Et comme l'on reconnait deux sortes d'apoplexie, l'une sanguine et l'autre séreuse, il faut singulièrement avoir égard à cette différence dans le traitement. La premiere attaque principalement ceux qui sont d'une constitution forte et robuste ou très sanguine. La seconde frape ceux qui ont moins d'emponpoint, qui ont la fibre vasculaire fort lâche, et dont le sang est beaucoup moins épais, plus séreux, mais plus visqueux. On distingue encore l'apopléxie sanguine en deux éspèces, savoir en celle que l'on apele coup de sang et qui fait périr de suite les personnes qui en sont frapées sans qu'on puisse leur procurer aucun secours; aussi l'a-t-on apelée par cette raison *apopléxie* foudroyante. L'autre est celle qui est plus tardive et moins dangéreuse; celle-cy se manifeste par un pouls élévé, plein et fort, une figure rouge et boufie, ou gonflement au col, et une respiration gênée et courte, en un mot ceux qui y tombent, sont presque sans aucun sentiment, et tous leurs mouvements ne consistent qu'en des envies de vomir, encore y en a-t-il qui n'en ont pas.

Quoique la premiere éspèce d'apoplexie soit regardée

comme mortelle, il est cependant certain que s'il se trouvait un homme de l'art qui fit sur le champ aux malades une très ample saignée du bras et du pied, ou à la jugulaire, on pourrait en sauver plusieurs. Mais pour peu que l'on tarde ce moyen, la mort est inévitable, et il ne reste plus d'éspoir.

Dans le second cas, il faut de suite mettre les malades à l'aise, leur laisser le col et la tête libres et découverts, les placer la tête élévée, leur pratiquer une forte saignée du bras et la réitérer plusieurs fois en peu d'heures. Après cela en venir à celles du pied qui est même encore à préférer, parce qu'elle est plus révulsive; ne point oublier les lavemens nº .... leur faire boire abondamment de l'eau nitrée, ou mieux la tisanne nitrée nº .... ou bien encore les eaux minérales ferrugineuses. Le battement du pouls devenant moins prompt, la respiration plus libre et la figure plus naturelle, on doit leur faire prendre un doux purgatif qui les fasse évacuer, par exemple celui du nº.... Il faut éviter de leur faire boire ou respirer des liqueurs spiritueuses comme on a coutume de le pratiquer parce qu'elles augmenteraient plutôt le mal que de le diminuer en forçant le sang de se porter au cerveau ou est le vrai siège de la maladie.

Dans l'autre éspèce d'apoplexie apelée séreuse, les saignées y sont nuisibles, mais le reste du traitement est à peu près le même à l'éxception qu'il est besoin et même nécessaire de purger d'avantage en laissant quelques jours d'intervalles. L'aplication de vessicatoire aux jambes n'est pas moins utile à moins qu'on ne voye le mal se dissiper par la voye de la sueur, et lorsqu'on s'en apercevra, il faut chercher à la provoquer par une ample boisson de thé de sureau.

Les personnes sujettes à ces sortes de maladies doivent

se ménager beaucoup sur la nourriture et être très sobres. Il serait même éssentiel pour eux de se contenter de déjeuner et de diner seulement sans rien prendre le soir, et de se purger de tems à autre. Elles doivent aussi s'abstenir des mêts trop succulents et des viandes noires. Les herbages, les jardinages et les fruits fondans et rafraichissans leur sont fort salutaires, mais les liqueurs, le café, même le vin pur leur sont contraires, et rien ne contribue plus à leur causer des rechûtes.

Lorsque les maladies graves dont nous venons de parler, sont traitées avec discernement, la faiblesse de vüe qui en dérivent de même que leurs symptômes, se dissipent ordinairement en même tems que celles cy se guérissent, et rarement il est besoin de topiques aux yeux, à moins qu'elles n'y ayent laissées quelques vestiges de faiblesse; deslors nous conseillons l'usage des remèdes éxternes nº .... D'autrefois il arrive que quand ces maladies demeurent longtems sans se dissiper, soit pour avoir été négligées, soit pour avoir subies un mauvais traitement, les symptômes de la cataracte continuent leur marche en prenant un caractère plus affligeant, et si l'on y remédie promptement, ils augmentent à vüe d'œil, et le cristalin devient nébuleux, c'est àlors ce qui constitue le second dégré de la cataracte qu'il est quelquefois difficile de dissiper totalement; on peut tout au plus en arrêter les progrès. Il n'y a guère que dans le cas ou l'opacité commençante du cristalin soit causée par la métastase de quelqu'humeurs vicieuses qu'on peut se promettre un entier succès en les rapelant par les moyens propres et tels que nous avons eu l'occasion de les prescrire d'autre part; ou si cette affection oculaire dépendait d'un mal vénérien, on parviendrait au même but en passant par les remèdes.

La cataracte peut donc se former en même tems que la

Goutte-Sereine à la suite des maladies énoncées et de plusieurs autres, telles que la paralysie du corps, la goutte, etc., alors il est prudent d'y porter des remèdes prompts, si l'on ne veut pas encourrir la perte de la vüe. Car dès qu'elle est éteinte, il est de toute impossibilité de la guérir par l'opération, à moins qu'on ne s'occupe d'abord à guérir la Goutte-Sereine par les remèdes qui seront détaillés dans la section VII. Et si l'on est assez heureux pour y parvenir, comme je l'ai vû chez certains malades, on pourra procéder à l'opération. Le signe certain qui l'indiquera, sera lorsque les malades distingueront le jour de la nuit, et que les prunelles auront repris leurs mouvemens ordinaires; sans ces indices l'opération deviendrait infructueuse.

Quand la cataracte est à son second dégré, c'est à dire qu'elle est en partie formée, les remèdes que nous avons indiqués pour les principes de cette maladie, sont ceux par ou l'on doit débuter, et s'ils ne sufisent pas pour arrêter son cours j'en prescris de plus actifs, et de plus puissans, tels que l'extrait de jusquiame que je donne d'abord par petites doses et que j'augmente suivant les circonstances en augmentant depuis un grain jusqu'à 9 à 10 grains, et même quelquefois plus selon les éffets qu'il produit, et les divers tempéramens. Mais à chaque fois que j'en renouvelle les doses, je les fais continuer l'espace de 8, 9 et même 10 jours suivant que je le juge nécessaire. J'ordonne ordinairement ce remède le matin à jeun en buvant pardessus un plein verre d'enula campana, et le soir au moment ou les malades se couchent, je leur prescris de boire des tisannes apropriées, telles qu'une infusion de fleurs de sureau et d'orge, celle de bourache, ou de fleurs de tilleul; d'autrefois du petit lait, ou de la tisanne de scolopendre, etc.

Dans plusieurs cas j'allie l'éxtrait de jusquiame avec d'autres remèdes suivant la cause qui peut avoir donné lieu à la cataracte, par exemple avec la scamonée si l'on soupçonne qu'elle vienne d'humeurs bilieuses, âcres ou séreuses; le safran de mars apéritif, la limaille de fer, lorsqu'elle dépend d'une faute de règles; la grande valérianne sauvage, si elle est produite par suite de vapeurs; et le séné, si elle est dévelopée après quelques attaques de rhumatismes ou d'apoplexie.

Tantôt ces divers remèdes sont incorporés avec le sirop des cinq racines apéritives, tantôt avec celui de fumeterre, et en d'autres occasions avec celui de pivoine ou d'armoise. Il est encore d'autres cas particuliers dont nous parlerons cy-après.

Nous observons qu'à chaque dix, douze ou quinze jours, nous faisons susprendre la jusquiame que nous remplaçons par un doux purgatif, tel que celui du nº .... ou tout autre suivant que les circonstances le demandent.

Ces remèdes sagement combinés et administrés avec soin ont eu sous mes yeux les succès que l'on peut désirer. Tantôt je les fais discontinuer pour un tems, tantôt je les fais reprendre, et c'est surtout dans les plus belles saisons que je les employe. Les deux autres sont remplies par l'emploi des remèdes que j'ai fait mention ailleurs. Je joins à ce traitement un exercice modéré dans les lieux sains, un bon régime de vie, un travail assez et nullement fatiguant; de la dissipation, et je n'omet pas l'usage d'un cautère au bras, et les bains de rivière dans les tems propices ou les bains domestiques dans les autres saisons. C'est par une telle conduite que j'ai arrêté la perte de la vûe chez plusieurs malades qui ont eu recours à mes soins. Parmi plusieurs exemples que je pourrais citer, je n'en raporterai qu'un seul qui m'intéresse singulierement. Voici ce qu'il contient.

CIV. Observation. Mon épouse éffrayée du feu violent qui consuma nuitamment la salle de spectacle de Montpellier en décembre 1785, et craignant que l'incendie ne se propagea jusqu'à sa maison qui n'en était pas éloignée, se donnât, en fuyant, un coup à la jambe d'où s'en suivit une playe qui fut mal soignée. Lassée de ce mal, elle fit apeler un chirurgien qui ne tarda pas à la guérir. Mais à mesure que sa guérison aprochait, elle s'apercevait d'une faiblesse de vüe qui augmenta à un tel point, qu'absent de chez moi depuis plusieurs mois, je fus fort surpris de recevoir ses lettres sans être écrites de sa main comme c'était sa coutume, mais seulement signées d'elle. A mon retour, le 20 juin 1786, j'examinai très scrupuleusement ses yeux, et j'y vis des le premier coup d'œil des cataractes en partie formées sur les deux. M'étant fait rendre compte de cet état facheux et de tout ce qui avait précédé, je ne doutai plus que la cause originaire de son affection aux yeux, ne fut dûe à la métastase de l'humeur dont l'écoulement de l'ulcère qu'elle portait sur la jambe, avait été suprimé. En conséquence mon premier soin fut de lui ouvrir moi-même un cautère au bras gauche, et d'apliquer sur le droit un large vessicatoire. Au bout de 24 heures la supuration fut établie, et dès le même jour je la mis à un régime doux, humectant et peu nourrissant, et je la préparai pendant quelque jours à un purgatif par des boissons délayantes et adoucissantes, telles que l'eau de veau altérée avec le cœur de quelque jeunes laitües et au moment d'en boire, on lui pressait quelques gouttes de jus de citron pour en oter la fadeur. Elle passa ensuite à l'usage des eaux minérales ferrugineuses d'Yeuzet pendant trois jours de suite qui furent rendües purgatives le premier et le dernier jour avec le sel d'epsom. Le lendemain je la laissai reposer, elle ne prit le matin qu'une bonne tasse d'infusion de chicorée amere, et en fit autant le soir en se couchant. Après cela elle commença à faire usage pendant 9 jours de suite de la tisanne purgative n° .... et reprit de rechef les eaux minérales un seul jour avec le même sel. Le lendemain elle commença le petit lait coupé d'abord avec partie égale d'eau de fontaine; elle en bût plusieurs verres dans le courant de la matinée et en reservait un pour le soir au moment de se coucher, en soupant fort légèrement et très à bonne heure. Huit jours après l'eau mêlée avec le petit lait fut suprimée et remplacée par une légère infusion de salsepareille; après dix jours elle prit le petit lait pur dans lequel je fis bouillir à la dernière ébulition une bonne pincée de fumeterre un peu de douce amere, et une trentaine de cloportes bien lavées et écrasées. Les lavemens ne furent point non plus oubliés de même que les bains domestiques. Je fis humecter tous les matins ses yeux de la vapeur de la rhüe par l'haleine d'une jeune personne saine qui mâchait éxprés cette plante à jeun, et le soir elle employait le colyre n° ....

Ce traitement joint à l'usage du cautère et de l'emplâtre vessicatoire nous réussit si bien que la malade commença à discerner des objets qu'elle ne pouvait voir auparavant. Mais je ne m'en tins point à ce léger succès, car après 15 à 20 jours de l'emploi du petit lait, la malade prit la médecine n° .... et je la laissai reposer une douzaine de jours pendant lequel tems elle prit seulement le matin et le soir un bon plein verre de tisanne de salsepareille. Elle fut ensuite repurgée avec les eaux minérales mentionnées cy-dessus, et le lendemain je lui fis prendre chaque matin les pilules de Beloste, et après 15 jours elle les prit également le soir en buvant pardessus un verre de tisanne d'orge et de chiendent. Dans le courant du jour, elle buvait aussi quelque verres d'orgeat domestique.

La vûe de mon épouse s'améliorant chaque jour, je cessai les pilules de Belostc, et lui suprimai son vessicatoire, me contentant de l'égout de son cautère. De là je completlai son traitement par l'emploi de la poudre nº .... qu'elle prenait le matin, et le soir elle avalait un bol de jusquiame d'un grain mêlé avec la poudre de mille pied et de celle d'énula campana. Après un mois, j'augmentai la jusquiame d'un demi grain qui fut amalgamé avec du bon quinquina et du safran de mars, et à chaque dix à douze jours j'en augmentai la dose d'un demi grain, et c'était alors le matin qu'elle prenait ce remède en buvant pardessus un plein verre de tisanne de scolopendre et de chiendent, parce que celui du soir fut substitué à une prise de tisanne de venache. La jusquiame portée à la dose de dix grains j'en demeurai là, et j'en continuai l'usage assez de tems. Ce traitement joint à un bon régime de vie, à des lavemens, à quelques purgatifs et même à quelque bains domestiques sans oublier l'usage des eaux minérales ferrugineuses tantôt celles d'Yeuset, et tantôt celles d'Alais qui furent réitérés à propos, réussit si bien que la vûe de la malade revint peu à peu de manière à lui permettre à travailler à des ouvrages de couture assez gros il est vrai, et de vaquer entr'autres à ses affaires domestiques, ce qui remit le calme dans son âme. Après ce traitement général qui durât plusieurs mois, elle n'entretint plus le bien être de sa vûe que par le renouvellement des eaux minérales susdites avec le sel d'épsom au commencement de chaque saison, l'observation d'un régime éxact, et toujours l'entretien de son cautère. Par l'administration de ces divers remèdes, sa vûe s'est toujours soutenûe quoiqu'elle soit naturellement affaiblie par le poids des ans et par plusieurs fluxions périodiques qu'elle a essuiées dans sa jeunesse qui lui laisserent même quelques tâches légères connûes sous le nom de *leucoma nephelium* que je dissipai en grande partie avec les colyres n° .... employés alternativement.

J'aurais encore d'autres faits de pratique de cette nature à raporter pour prouver le tort que l'on a d'abandonner aux soins de la nature des malades en partie cataractés, mais j'en reste là, en invitant seulement les gens de l'art d'adopter à mon exemple un traitement bien réfléchi, et de faire attention surtout à la cause que l'on soupçonne y avoir donné lieu.

Il est encore des cataractes qui peuvent être l'effet d'un vice dartreux, scrophuleux, scorbutique et vénérien, etc.

1° Si la cataracte est produite par une humeur dartreuse, je purge d'abord le malade avec l'une ou l'autre des médecines n°..... ou bien encore avec les eaux minérales ferrugineuses mentionnées. Ensuite j'ordonne la tisane purgative n°.... pendant 12 à 15 jours. Je purge de nouveau avec la médecine n°...., le lendemain je prescris chaque matin la poudre n° .... et je la fais continuer l'espace d'un mois, en avalant pardessus un verre d'infuson de sqaim. Après cela je repurge le malade avec un doux purgatif n°.... et le lendemain je le met à l'usage du petit lait dans lequel j'y fais infuser de la fumeterre, et de la patience et un peu de racine d'énula campana. La malade le continue de cette sorte pendant un mois à boire plusieurs verres dans le cours de la matinée, et un dernier le soir avant de se mettre au lit, en prenant la précaution de ne pas souper, ou de le faire très légèrement et à bonne heure.

Si ces moyens ne suffisaient pas pour dissiper le vice en question, et que l'on s'aperçoive de quelque vestiges de cette affection quoiqu'elle ne paroisse point à l'extérieur, je fais recourir aux pilules de Beloste, et les continue plus ou moins de tems suivant l'ancienneté de la dartre ; la dose sera relative à l'âge du sujet en buvant pardessus un verre de tisanne de scabieuse. Ce remède agit en pareil cas avec une telle éfficacité, qu'en éxcitant à la transpiration, il fond seul, guérir l'enfant le plus jeune qui aurait même sucé ce et atténüe totalement l'humeur dartreuse. Enfin on achève la cure par l'emploi de la jusquiame comme il a été dit plus haut en l'alliant avec les autres ingrédiens, ou on la fait prendre seule suivant l'état et la situation du malade.

2o. Si l'on juge que la cataracte vienne d'un vice scrophuleux, ces mêmes remèdes la combattent également avec succès. Cependant s'il leur résistait, on supléérait à ces pilules, par celles du no .... Les adultes en prendront quatre matin et soir, et les autres deux en mangeant si l'on veut immédiatement après une petite soupe au gras ou au maigre. Les malades seront purgés au moins chaque huit jours avec l'une ou l'autre des médecines no ....

3o Dans le cas que la cataracte tire son origine d'un vice scorbutique, on traitera d'abord le malade comme il a été expliqué précédemment, mais en place de la tisanne no .... on lui donnera celle du no .... et au lieu des pilules no .... on lui fera prendre le sirop no .... en proportionnant les deux suivant l'âge et la constitution du malade, en commençant par celle d'un gros pour les plus jeunes. De là on recourrera aux pilules no.... et de là à la jusquiame comme nous l'avons dit, en purgeant de tems en tems les malades.

4o Enfin si la cataracte est produite par un mal vénérien, on employera la plupart des remèdes indiqués o'autre part, et on terminera le traitement par le remède antivénérien no .... ou l'on passera les malades par les frictions ordinaires. Cependant comme ces derniers asservissent à beaucoup de préliminaires et qu'ils deviennent plus couteux que d'employer le remède antivénérien no .... qui ne demande pour tout préparatif que quelque boissons délayantes avec de simples purgatifs, je donne la préférence à ce dernier avec d'autant plus de raison que l'on peut, par son secours mal au sein de sa mere, et qu'il serait peut-être impossible ou dangéreux de le faire par les frictions mercurielles. Ce remède de Wansvieten se prend dans le lait, et on commence par une petite dose. Si l'on craint le lait on peut le prendre dans une tasse de chocolat un peu clair, de lait d'amende, ou d'un bouillon gras ou maigre, etc. En prenant ce remède, il faut vivre sobrement, éviter les mêts épissés et salés, etc., se priver même de vin, ou si l'on ne peut se passer, en boire avec les trois quart d'eau, et fuir l'aproche des femmes. En même temps qu'on administre ce remède, il faut soigner les yeux malades en les bassinant deux ou trois fois le jour avec le colyre n° .... dans lequel on y mêle une petite cuillere de l'eau antivénérienne cy-dessus pour une taupete de 4 onces.

L'on peut aussi faire prendre aux malades en place de ce remède antivénérien la limonade nitrique n° .... noyée dans une certaine quantité d'eau de fontaine bien pure, et qu'*Alcyon* a employé la première fois avec tant de succès dans l'hopital militaire de St-Denis, il y a déjà plusieurs années, et que cet habile pharmacien administre encore lui-même chaque jour.

On n'omettra point dans tous ces cas l'aplication d'un cautère et de le garder toute la vie, afin de servir d'égout aux humeurs hétérogènes, et lorsque l'on est parvenu à fixer le cours de la cataracte, il faut toujours maintenir cet état en purgeant de tems en tems les malades avec l'une ou l'autre des médecines prescrites, et surtout au renouvellement de chaque saison. Et s'il est encore nécessaire de leur prescrire quelques remèdes, on profitera du printems et de l'automne comme étant le tems le plus propice pour en obtenir plus de succès, enfin ils se ménageront principalement sur le travail qui demande le secours des yeux. Par de tels soins et l'usage de tems en tems du colyre n° .... la vüe se soutiendra toute la vie comme l'éxpérience nous l'a tant de fois démontré.

Si nous nous sommes étendus un peu plus que nous n'aurions dû le faire sur ces différentes affections, c'est à cause de leur fréquence dans les campagnes surtout, et du peu de secours que l'on sait y aporter.

Il y a encore une maladie particuliere qui est attachée au corps lenticulaire, c'est sa diminution dans son éppaisseur ordinaire malgré qu'il conserve sa transparence naturelle, et celui qui en est atteint, n'y voit plus qu'à une distance éloignée pour lire ou pour écrire. Mais comme c'est pour l'ordinaire l'âge qui aporte ordinairement ce défaut de vüe, on ne peut le corriger que par le secours des lunettes plus ou moins convéxes relativement à la diminution de la convéxité du cristalin. Ainsi pour se guider sur ce point important, nous renverrons le lecteur à notre Ire partie, sect. VI, pag. . . . ou il est question de ce genre de vue.

SECTION VI

Des maladies du Corps vitré

Le corps vitré situé derrière le cristalin qui s'y trouve comme enchassé, est composé de son enveloppe et d'une humeur gélatineuse; il est sujet à se dénaturer comme les autres parties de l'œil. Nous réduirons ces maladies à trois, savoir à son opacité en tout ou en partie, à son volume augmenté, et à sa disparition partielle ou totale. La premiere de ces affections est connue sous le nom de Glaucóme, la seconde sous celui d'hydrophtalmie et la derniere est apellée atrophie du globe.

Article premier

Du Glaucôme

De toutes les maladies la plus fréquente du corps vitré est le Glaucôme. Elle est difficile à reconnaitre dans son principe, et ce n'est guère que quand elle est en partie formée qu'elle est sensible aux yeux. Cependant voici les signes qui m'ont paru les moins équivoques. 1º un rallentissement qu'on aperçoit dans le jeu des prunelles; 2º un brouillard léger que les malades semblent voir qui les excite à se frotter les yeux; 3º d'autres qui croyent voir comme de petits atômes, ou des points plus ou moins obscurs qui voltigent devant les yeux, et qui disparaissent à chaque clignotement des paupieres.

Lorsque cette infirmité est à son second dégré, c'est à

dire en partie formée, les signes de son éxistence sont bien plus évidens que dans le cas précédent. 1º les mouvemens des prunelles sont bien moindres que cy-dessus, et cependant elles conservent pour l'ordinaire leur diametre naturel; 2º les brouillards qu'aperçoivent les malades sont plus épais et se prolongent beaucoup plus de tems; 3º les atômes qu'ils voyent dans le principe, disparaissent souvent pour se transformer en un nuage qui les incommode pour la perception des objets; 4º enfin il est facile de distinguer dans cette derniere circonstance une opacité plus ou moins circonscrite de couleur de vert de mer; et rarement de toute autre couleur.

Le troisieme dégré du Glaucôme, ou sa parfaite formation se manifeste lorsque les malades n'y distinguent que très peu le jour, et que la couleur dont nous venons de parler est très prononcée. Elle est alors constamment d'un vert de mer très foncé qui devient quelquefois d'un blanc sale fort léger. Dans ce dernier état, le cristallin qui est enchassé, dans le corps vitré conserve néanmoins sa transparence, mais il n'y a plus aucune trace de mouvemens dans les prunelles, et la vûe est entièrement abolie.

Cette maladie survient tantôt avec des douleurs, d'autrefois sans douleurs suivant la cause qui y a donné naissance. Elle est une des plus facheuses du globe de l'œil. Lorsqu'elle est parfaitement confirmée, il n'y a plus aucun éspoir de recouvrer la vûe soit par les remèdes, soit par aucune opération.

La cause la plus ordinaire du Glaucôme provient des fluxions périodiques que l'on a eûes, et qui n'ont pas été combattûes à tems, ou qui ont été mal soignées. La supression des flux périodiques, les playes, les ulcères guéris sans précaution, les transpirations en été, etc., peuvent également produire cette affection.

Lorsque ce mal commence, il faut de suite recourrir à détruire la cause qui a pu le causer. Si elle se trouve cachée, ou qu'elle soit l'effet d'un vice dans les humeurs, ou s'occupera d'abord à préparer le malade par quelques boissons délayantes pendant 4 à 5 jours, par exemple avec l'une ou l'autre des n^{os} .... et on apliquera un vessicatoire au bras ou à la nuque; ensuite on débarrassera les premières voyes par le médecine n^o .... ou bien si les malades sont aisés, ils donneront la préférence aux eaux minérales ferrugineuses qu'on rendra purgatives avec le sel d'epsom, et ils les prendront pendant trois jours de suite surtout si on commence les remèdes au printemps et à l'automne, et on les aiguisera avec le même sel le premier et le dernier jour. Le lendemain on les mettra à l'usage de la tisanne n^o.... pendant une huitaine de jours.

Quand le corps sera préparé convenablement, on repurgera les malades avec la médecine minorative n^o .... ou bien avec les eaux minérales susdites. Le lendemain on leur féra prendre les bouillons n^o .... pendant un mois, après quoi on les purgera avec les pilules d'aloës appelées Gourmandes.

Si la maladie n'avait point encore cédée, ou fort peu, on ferait passer à l'emploi du petit lait coupé d'abord pendant 8 jours avec partie égale de bonne eau de fontaine, ensuite on remplacera cette dernière par une pareille dose d'infusion de salseparcille qui sera continuée une quinzaine de jours; de là on passera à la poudre résolutive n^o .... que l'on prendra à jeun dans un verre de tisanne de chicorée amère, et le soir en se couchant le malade en boira un autre verre pourvû que la digestion d'un souper fort léger et pris à bonne heure, soit faite. Après un mois environ de l'usage de la dite poudre, il féra purgé de nouveau avec la médecine n^o ...., et on s'arrêtera là si on est parvenu à détruire le mal dont il s'agit.

Dans le cas au contraire ou cette indisposition continue sa marche, on passera à l'emploi des bouillons apéritifs et incisifs, ensuite aux bols nº .... s'il en était besoin. On n'oubliera pas dans les intervalles de ces remèdes de prendre de tems à autre des bains domestiques, et même ceux de riviere lorsque la saison le permettra; les lavemens rafraichissans et un régime de vie doit nécessairement accompagner ce traitement. On employera aussi pour topiques aux yeux la liqueur ophtalmique nº .... Le soir en se couchant, et le matin, on leur fera recevoir la vapeur de la rhüe machée et halénée par une bouche jeune et bien saine, ou bien on y fera des embrocations avec le colyre nº ....

Ce simple traitement sufit ordinairement pour dissiper cette maladie dans son principe, mais il ne faut pas manquer de renouveller la plupart de ces remèdes aux belles saisons, et même de se purger chaque mois éxcépté aux grandes chaleurs, à moins que l'on y soit forcé par quelque cas particuliers comme celui qui va faire le sujet de l'observation suivante.

CXVI. Observation. Mlle Maffretti, fille d'un ancien marchand détaillier de Montpellier, agée d'environ 50 ans, d'un assez bon tempérament quoique sec et nerveux, éprouva sur le déclin de l'hiver 1778, une fièvre gastrique dont les symptômes furent la suffocation, une toux opiniâtre, la constipation, avec un violent mal de tête. Traitée par le Docteur Esteve, habile Praticien, il parvint après un tems assez long à la débarrasser de ces diverses incommodités à l'éxception du mal de tête qui, cependant, sans être aussi aigû, ne cessa qu'après plusieurs mois. Ce fut donc depuis la fin de sa convalescence qu'elle s'aperçut d'une faiblesse de vûe avec les symptômes décrits plus haut et que nous ne répéterons point ici qui lui survint peu à peu, que craignant de perdre la vüe, elle vint me trouver cinq mois après. Examinant ses yeux avec attention, il ne me fut pas bien difficile d'y apercevoir comme une éspeçe de brouillard léger et fort profond que me parût par cette raison avoir son siege sur les masses vitrées, et encore plus par le mouvement lent des prunelles. Elle crut que par un colyre que je lui donnerois, cela sufiroit pour lui rétablir sa vüe, mais je la détrompai, et l'engageai, malgré qu'il n'y aye rien, a subir un traitement en règle pour avoir ce doux avantage, autrement que je ne répondois point de sa perte totale et sans aucune ressource. Ecoutant avec beaucoup de sang froid mon avis, elle me pria de vouloir bien lui donner mes soins. Je le fis de la maniere suivante, et je parvins à son entiere guérison, car depuis 30 ans, que son traitement à eu lieu, sa vüe s'est toujours soutenüe.

Mon début le 3 mai fut une simple tisanne délayante à boire dans le jour, l'aplication de l'emplâtre vessicatoire à chaque côté des oreilles avec lavement matin et soir, et au milieu du jour un bain de jambe, accompagné d'un régime de vie. Après deux jours m'étant aperçu que sa langue était un peu sédimenteuse, je rendis sa tisanne légèrement purgative que je fis continuer pendant 5 à 6 jours, et de là à un minoratif avec les follicules de séné, la manne, de la rhubarbe et du sel d'epsom. Ce purgatif la fit évacuer singulièrement de bile et me donna à penser que cette humeur qui abondait trop chez elle, pouvoit très bien être une des causes de sa faiblesse de vüe. Dans cette idée je la mis le lendemain à l'emploi de la rhubarbe concassée infusée dans de l'eau de fontaine dont elle faisait sa boisson journaliere excépté à ces repas, et remplaçait par la tisanne délayante mentionnée cy-dessus. Elle continua ce remède pendant cinq semaines, qui fut seulement interrompu vers le milieu de ce tems pour la purger avec les eaux minérales d'Yeuzet avec le sel d'epsom qui lui fit évacuer beaucoup de bile.

Mais à cette époque, quoique déja un peu soulagée de ses yeux, il lui survint le 19 juin un mouvement fébrile et une céphalalgie qui augmenta le lendemain et qui fut accompagnée de frissons et d'un pouls plein et dur, que j'attribuai à un vice de régime que je lui avois tracé. En effet elle m'avoua avoir mangé des fruits qu'elle aimait passionnement, et que je lui avais interdit. Il ne m'en fallut pas davantage pour croire que cette fievre me paraissoit tenir de la plethore par les signes décrits et par la forte rougeur de son visage et de ses yeux.

Des lors je lui fis prendre le 20 pour boisson ordinaire une tisanne délayante légèrement stibiée avec les bains de jambe sinapisés matin et soir, et au milieu du jour le lavement n° .... le tout suivi d'un régime diététique. Le lendemain le malade se trouvant dans le même état dans ma visite du matin j'ordonnai une saignée du bras, et le soir un pédiluve sinapissé. Malgré ces moyens la plethore se manifesta d'avantage, et par cette raison je l'émétisai le 22 qui l'évacua abondamment par le haut et le bas. Le lendemain 23 je lui fis passer un doux purgatif n° .... Le 24 se trouvant déjà soulagée puisque son mal de tête fut moindre, je lui prescrivis pour boisson ordinaire de l'eau de veau nitrée qui, quelques jours après, n'empêcha pas quelques légers paroxismes de reparaître. Alors je me décidai à lui donner le 1er juillet deux gros de quinquina en Opiat, que j'en portai même la dose jusqu'à quatre; la moitié le matin, et l'autre vers le soir ; dans le cours du jour sa boisson fut toujours de l'eau de veau mais acidulée légèrement avec l'acide muriatique oxigéné. Ce traitement suivi un mois et demi, sa fièvre cessa et elle entra en convalescence qui ne fut pas longue; cependant j'observerai que j'interrompis chaque semaine l'emploi du quinquina en le remplaçant par une bouteille d'eau minérale d'yeuzet rendue laxative à la faveur du sel d'epsom fondu dans les deux premiers verres, qui lui fit également beaucoup de bien. En un mot, cette révolution opérée chez cette Demoiselle, lui fut si heureuse qu'à mesure que nous usâmes du fébrifuge cité et des autres remèdes accessoires, sa vüe s'améliorat peu à peu et à un tel point qu'à la fin de son traitement, elle ne se sentit plus aucune faiblesse aux yeux.

Si le Glaucôme commençant venait à résister aux remèdes que nous avons indiqués et qu'il devint chaque jour plus grave, des lors il y a lieu de croire qu'il serait causé et entretenü par un vice salin et cacochime qu'il faudrait combattre avec plus d'énergie comme il va être éxpliqué pour le Glaucôme en partie confirmé.

Lorsque cette facheuse indisposition est portée à ce période, elle se dissipe difficilement surtout chez les personnes agées, on peut seulement en arrêter les progrès et prolonger la durée de la vüe comme l'éxpérience me l'a démontré. L'on éxcéptera cependant les cas ou elle proviendrait d'une suite d'un mal vénérien ou d'une métastase, qui, des lors, seroient curables, le premier, en employant les moyens adaptés à ce genre de maladies qui ont été raportés dans la section précédente, et celui formé par la répercussion d'une humeur quelconque, en la rapelant par le secours des éxutoires et les autres remèdes qui se trouvent répandus dans le cours de ce traité.

Pour parvenir à arrêter et même diminuer le cours de cette fâcheuse maladie, il faut d'abord recourrir aux remèdes généraux mentionnés d'autre part, ensuite on assujettira les malades à l'usage des pilules de Béloste, et on les continuera plus ou moins de tems en observant de purger chaque 12 ou 15 jours avec l'une ou l'autre des médecines nº .... si au terme de deux mois environ, elles ne remplissent pas les vües qu'on se promet, on les remplacera par les bols nº .... mais il sera bon de les faire précéder auparavant par un purgatif et l'employ de la tisanne nitrée nº .... pendant 8 à 9 jours. L'aplication de l'emplâtre vessicatoire doit être également employée, et si cet égout ne sufit pas, il faut en venir à un cautère que les malades conserveront toute leur vie, afin de donner une issue aux humeurs productrices de cette affection.

Si l'on juge qu'elle soit causée par un vice scrophuleux, on ajoutera à ce traitement l'usage de l'éxtrait de cigüe préparé suivant la méthode de Stork, la dose sera depuis un grain jusqu'à quatre progressivement que les malades prendront matin et soir.

Si elle était l'effet d'une supression de règles, ou produite par un vice scorbutique, on varierait le traitement en donnant alternativement pendant 8 jours l'éxtrait de cresson, ensuite celui de cigüe depuis un grain jusqu'à quatre dans un verre de tisanne de scolopendre, ou dans un bouillon d'herbes.

Si le Glaucôme vient à la suite de vapeurs, je donne en place des éxtraits cy-dessus, celui d'armoise qui, pour l'ordinaire les abat en peu de tems.

Lorsque l'on s'est aperçu au bout d'un certain tems que cette maladie ne fait plus de progrès, je fais discontinuer la plupart des remèdes indiqués mais jamais les éxutoires, et je recommande seulement de se purger chaque mois avec l'apozême nº .... et de prendre au renouvellement des deux plus belles saisons les eaux minérales ferrugineuses pendant trois jours de suite que l'on aiguisera le premier et le dernier jour avec le sel d'epsom, ou bien en place de ces eaux la tisanne nº .... que l'on continuera 12 à 15 jours, en joignant à ce traitement un bon régime de vie et l'usage des topiques cités aux yeux.

CXVII. OBSERVATION. M. Beaude, Pere, Bourgeois, à Montpellier, vint me consulter en février 1780, au sujet de la faiblesse de sa vüe. Des mon premier examen que je fis en présence de M. X...... son médecin, il me fut aisé d'y reconnaitre des Glaucômes. Le peu de mouvemens des pupilles de même que l'opacité des corps vitrés en partie formée tirant en couleur sur un vert de mer qu'on apercevait au delà des lentilles cristallines, était pour nous des signes non équivoques de l'existence de cette affection, joint aux symptômes décrits ailleurs qui les avoient précédés. Pour la traiter avec succès, je prescrivis la plupart des remèdes énoncés; ils furent suivis exactement, et sa vüe s'est toujours bien soutenue jusqu'à la fin de ses jours quoiqu'avancé dans l'âge.

Lorsque le Glaucôme est commençant ou en partie formé, et qu'il vient d'un vice vénérien comme on l'a vu arriver et que j'ai vù moi-même, il s'agit seulement de passer les malades par les remèdes, ou de leur faire les remèdes antivénériens connus et que j'ai raportés. Par ces secours seuls cette affection se dissipe d'elle-même, si l'on en retarde pas trop le traitement.

Si cet état maladif vient à la suite de la trop grande jouissance des plaisirs de l'amour ou de la masturbation comme je l'ai rencôntré quelquefois, il se guérit avec plus de difficulté lorsque les sujets ont déjà acquis un certain âge, et il y a plus de ressource chez les jeunes dont le tempérament est fort robuste, surtout si le mal est dans son principe. Quoi qu'il en soit on essaiera toujours d'en arrêter le cours n'importe à quel âge, d'abord en se corrigeant des défauts susdits, et en second lieu en rétablissant les sucs nourriciers, et en diminuant la pauvreté du sang par un bon régime de vie et par des remèdes analogues.

Cette infirmité tire aussi quelque fois son origine des fièvres longues et opiniâtres comme je l'ai déjà prouvé; lorsque je le présume, je remplace les extraits de cresson et d'armoise par celui de la petite centaurée, et tantôt par celui de Gentiane.

Telle est la marche que je suis dans une maladie si facheuse, en variant les remèdes suivant les circonstances, et je la conseille si l'on veut sauver les malades de la perte irréparable de leur vüe.

Article II

Du volume augmenté du corps vitré

Le corps vitré est non seulement sujet à s'opacifier comme nous venons de le faire voir, mais encore à augmenter de volume, quelque fois à un tel point que le globe de l'œil se projette de l'orbite de manière à ne pouvoir plus être recouvert par les paupières, ce qui défigure entièrement les malades. Alors cette maladie prend le nom d'hydrophtalmie, ou d'hydropisie du globe de l'œil. Mais elle est bien plus grave, lorsque le corps vitré devient cancéreux puisqu'elle peut causer la mort. Les malades ne doivent donc pas différer d'employer les ressources nécessaires pour prévenir la dégénération cancéreuse, et une opération très délicate. Donnons à connaître la marche de cette cruelle maladie. Elle se développe à la suite d'une indisposition locale ou générale. La cause première en est attribuée à la stagnation et à un accroissement morbifique des humeurs que contient le globe de l'œil. A mesure qu'elle fait des progrès, l'organe change de forme en raison de son augmentation, et bientôt on s'aperçoit qu'il devient comme ovale; que la chambre antérieure prend plus d'ampleur, que l'uvée semble plus enfoncée, que la pupille manque déjà de jeu et parait plus dilatée, que le cristalin commence à prendre un dégré d'opacité, et la vüe s'affaiblit. Les douleurs que ressentent les malades dans ce premier état maladif sont encore bien peu de choses.

Tel est le précis des symptômes qui font connaître le premier dégré de l'hydropisie de l'œil, mais ils sont bien plus aparens dans le second dégré. Le globe de l'œil est tantôt du double plus gros chez certains sujets; d'autre fois il est si volumineux qu'il sort de l'orbite sans que les paupières puissent les recouvrir, et c'est ce qui dégrade singulièrement la figure de celui qui a le malheur d'en être attaqué. Dès lors il y a une désorganisation parfaite de toutes les parties qui constituent la structure de l'œil; la cornée est d'un plus grand diamètre, la prunelle ne jouit plus d'aucun mouvement, et la lentille cristalline est ordinairement opaque, la retine et la choroïde ne sont plus sensibles aux dégrés de lumière à cause de leur distension, le globe de l'œil n'a plus cette fluctuation naturelle, et l'on aperçoit chez certains sujets à l'entour de l'œil, et principalement vers la partie supérieure des taches noirâtres en forme de petites bosses tumeurs qui ne sont autre chose que des vaisseaux qui sont devenus variqueux; enfin le malade ne peut plus distinguer les objets.

Lorsque les choses sont dans un tel état, les paupieres ne peuvent plus se mouvoir, et il existe chez presque tous les malades un écoulement involontaire de larmes, de chassie, et chez d'autres il arrive des inflammations et des douleurs lancinantes qui obscurcissent la cornée, et l'ulcèrent. C'est alors que l'on est forcé d'en venir au secours de la chirurgie, et tout autre moyen est inutile et même nuisible. Je n'entrerai pas dans le détail de cette opération, on la trouvera détaillée dans notre Cours d'opération pour les yeux au tom. II, pag. 89 et suiv.

Il ne faut donc pas attendre le dernier période de cette maladie pour y porter des remèdes; c'est dans le principe lorsque les symptômes décrits se manifestent qu'il est éssentiel de le faire.

Cette affection peut être causé par l'éffet de quelque vices internes, ou venir à la suite d'une Ophtalmie violente qui aura été négligée ou mal traitée; elle peut aussi provenir de quelques chutes ou de quelque coups qui auraient intéressés l'œil ou ses parties environnantes. Il est quelque fois d'autres causes cachées qu'on ne peut vraiment assigner à ce genre de maladie, surtout lorsqu'elle arrive à des enfans du premier âge qui, d'ailleurs paraissent jouir d'une bonne santé. J'en ai vu deux éxemples frapans en Vendemiaire an dix, à Nancy chez mon frere docteur en chirurgie et oculiste. L'un regardait un enfant de 3 à 4 ans qui était atteint et à qui il fit l'éxtirpation partielle de l'œil gauche, et l'autre concernait une jeune fille de 7 à 8 ans à qui il a fallu de toute nécessité faire l'éxtirpation totale de son œil droit parce qu'il tenait de la nature du cancer. Ces deux opérations ont été faites en ma présence, celle de mon Pere et de plusieurs personnes de l'art de la même cité, et ont parfaitement réussi. Un mois après avoir quitté mon frère à cette époque pour me rendre à Paris j'ai également vû une pareille incommodité à l'œil gauche de la fille du nommé Pernon, tourneur en porcelaine agée de 19 à 20 ans qui était venûe me consulter avec son Pere. Son œil était tellement volumineux et parsemé de gros vaisseaux variqueux sur sa surface avec de petites bosses ou tumeurs, les unes bleuatres et les autres noiratres vers sa partie supérieure qu'ayant pris l'avis de plusieurs personnes de l'art, on ne lui conseilla pas l'opération. Ce ne fut point le mien, et mon dessein était de l'opérer si j'eusse pû prolonger mon séjour dans cette capitale pour en suivre le traitement. Je l'engageai à se rendre à Nancy chez mon frère qui, vu la bonne santé dont elle jouissait, ne se refuserait point de l'entreprendre sans crainte. Je ne sais si elle l'a faite depuis que j'ai quitté Paris ou si elle s'est faite opérer dans ses foyers.

L'on doit voir par ces éxemples que cette maladie grave n'est pas aussi rare qu'on peut se l'imaginer; nous observerons aussi qu'elle n'attaque ordinairement qu'un seul œil, et qu'il est urgent d'y remédier dans son principe pour en éviter les conséquences.

La manière de la traiter est fort simple lorsqu'on y soupçonne aucun vice interne; c'est d'abord de saigner le malade s'il est d'un tempérament sanguin et qu'il n'y ait aucun empêchement. Le volume du sang diminué, il est besoin de le rafraichir, de le tempérer par le moyen des boissons délayantes telles que l'orgeat domestique n° .... l'orrangeat n° .... l'eau de veau, l'eau de poulet, ou bien le petit lait ordinaire, ou même celui qui provient du beurre ou du fromage, etc., ensuite en venir aux doux purgatifs, ou aux eaux minérales ferrugineuses rendue également purgatives avec quelque sels ou la manne si l'on avait à saigner un tempérament délicat. Si ce sont des enfans fort jeunes on les purgera avec des dragées ou des biscuits faits éxprès que l'on trouve chez les apotiquaires, et l'on les réitérera autant de fois qu'il en sera nécessaire, ensuite on reviendra à l'usage des boissons délayantes. On employera en même tems pour topiques à l'œil des fumigations de fleurs de sureau et de mauve que l'on animera au moment de les recevoir en y jettant dans le vase un peu d'eau de vie camphrée, et on les renouvellera matin et soir. Les éxutoires au moyen des vessicatoires ne seront point omis non plus que les lavemens et les bains soit domestiques soit de rivière dans la saison propice. Ces derniers sont d'autant plus salutaires en pareil cas qu'ils rafraichissent infiniment, et qu'ils détruisent l'acrimonie des humeurs.

Si ces moyens devenaient insufisans, on recourrerait à d'autres plus puissans, par éxemple aux pilules de Beloste que l'on continuerait assez de tems pour qu'elles puissent fondre, atténuer, et diviser les humeurs qui produisent cette infirmité; et le malade avalerait pardessus un verre de tisanne de salsepareille et de douce amère. Si on prend ce remede le matin, on boira également le soir en se couchant de la même tisanne, et vice versa si c'est le soir.

Dans le cas ou contre toute attente, le mal vienne à empirer, ce qu'il est aisé d'apercevoir lorsque les malades ressentent un sentiment de distension dans l'œil en forme de tiraillemens au-dessus du sourcil et même vers les tempes, lorsque cet organe devient rouge et qu'il parait un peu plus saillant que l'autre avec une lenteur dans les mouvemens de la pupille, il faut avoir recours à des remèdes encore plus actifs, tels que les mercuriaux, etc. En pareil cas j'ai éprouvé les meilleurs effets de l'eau antivénérienne de Wansvieten nº .... et je la conseille avec d'autant plus de fondement que ce remède n'a rien de désagréable, qu'il peut être pris indistinctement à tous les âges sans aucun danger, pourvû qu'on aye la précaution de donner à chacun deux la dose qui lui convient. On peut le prendre dans quelle boisson délayante que l'on veut, et principalement dans le lait en forme de bavaroise, ou le chocolat, etc.; et en faire son repas à déjeuner, ou le soir même pour son souper en y ajoutant du pain, biscuit ou échaudet. Et pour ne pas se tromper, on se réglera sur les doses indiquées dans la formule. Pendant son usage on renouvellera de tems en tems les purgatifs conseillés, et on ajoutera à ce traitement un bon régime de vie et l'application d'un cautère, en suprimant le vessicatoire lorsque celui-là supurera suffisamment.

Il y en a cependant qui prétendent que les mercuriaux sont contraires à la maladie dont il s'agit, mais je puis avancer que cette hypothèse est fausse d'après ma propre pratique, et parmi plusieurs faits que je serais à même de produire ici, je ne raporterai que le suivant.

CXVIII. Observation. Jean Causef, fabricant de vert de gris cristalisé, originaire de Montpellier, y demeurant, agé de 41 ans, d'un tempérament robuste, qui, garçon et se livrant à toutes sortes de plaisirs et surtout à ceux des femmes, fut tout à coup assailli à l'œil gauche d'une violente fluxion qui devint longtemps périodique, et se dissipa à la fin par une foule de remèdes qu'il y fit. Neanmoins quelque temps après il s'aperçut que la vüe de ce même œil déclinait, et qu'elle était beaucoup plus faible que l'autre. A cela était joint une douleur sourde accompagnée de tension et de tiraillemens qui lui répondait jusqu'au fond de l'orbite. Neanmoins ce célibataire vivant avec sécurité sur cette nouvelle affliction en pensant que ce n'était qu'un mal passager, négligea d'y porter des secours et fit que les symptômes s'agraverent à un point que son œil semblait avoir plus d'ampleur que l'autre qui était sain. Alors il se décida à venir me trouver d'après l'avis de M. Desplan, médecin de la Miséricorde et le sien, et ce fut en février 1777, que je le vis pour la première fois.

Par l'éxamen le plus mûr que nous en fimes avec ce médecin, nous aperçûmes aisément une différence manifeste entre son œil malade et le sain, tant par son volume augmenté que par la dilatation de la prunelle et la surface de la conjonctive dont les vaisseaux étoient éxtrémement gorgés, et qu'à raison de ses signes, il n'était pas surprenant que la vüe de ce malade n'en soit diminuée, et qu'il ne ressentit à son œil une douleur à la vérité très suportable avec des tiraillemens qui se propogeaient jusques vers la cavité orbitaire.

D'après cette inspection la plus scrupuleuse, il ne nous en fallut pas davantage pour juger que cet organe ne soit frapé d'une hydrophtalmie commençante, et que le cas était pressant pour le tirer du danger qui le menaçait.

Chargé principalement du soin de son traitement, et soupçonnant comme ce médecin que son incommodité à l'œil tirait sa source d'un mal vénérien dont cependant aucun symptôme aparent ne s'était montré chez lui, il fut convenu de le passer par les grands remèdes comme le moyen le plus assuré pour sa guérison. Mais comme la saison était rude, nous prîmes le parti auparavant d'éssaier l'eau antivénérienne n°.... Il la prit matin et soir dans le lait qui fut précédé par les autres moyens prescrits, et trois mois après, de concert avec les vapeurs ophtalmiques mentionnées reçues à son œil même le soir et le matin, et l'usage du colyre résolutif et ammoniacal au milieu du jour, nous fumes agréablement surpris de voir son œil revenir dans son état primitif, et les perceptions visuelles reparaitre insensiblement.

Article III.

De l'atrophie du corps vitré

On apele Atrophie du corps vitré, cette maladie ou l'œil diminue peu à peu de grosseur avec faiblesse de vüe plus ou moins sensible relativement à la gravité du mal. Elle est l'opposée de celle que nous venons de décrire. Différentes causes peuvent la faire naitre, telles que les fluxions périodiques, qui, dégénérant en ulcères, abscès, fistules et staphilômes sur la cornée, procurent l'affaissement du globe de l'œil au moins en partie. On peut encore lui assigner la décomposition de l'humeur vitrée provenant d'une suite de maladies graves, ou bien encore d'une affection particulière de la cornée transparente, connüe sous le nom de relâchement des porres éxcréteurs de cette tunique, cas assez rare, il est vrai, que l'on reconnait par un larmoyement involontaire et continuel qu'il produit au malade et par de fausses réfractions qui l'empêche de discerner les objets dans toute leur netteté.

Telles sont les causes internes qui engendrent cette maladie de l'œil, mais les éxternes sont les playes profondes à cet orgâne soit qu'elles arrivent par quelque chûtes ou corps piquants. L'atrophie de l'œil peut aussi avoir lieu par l'éxtraction de la cataracte faite par une main inhabile et peu éxercée dans cette opération lorsqu'il veut donner issüe du cristalin vicié par la compression.

L'on doit sentir par le simple éxposé de cette indisposition qu'il faut avoir égard à la cause qui l'aura déterminée pour parvenir à sa curation ou au moins en arrêter les progrès lorsqu'elle n'est que commençante ou en partie commençée. Car pour l'atrophie totale, il n'y a aucun remède à y aporter.

Si l'atrophie partielle du Globe de l'œil dépend d'un vice d'inertie dans les porres éxcréteurs de la cornée comme j'en ai fourni un éxemple dans mon Recueil de Mem. et d'observ. sur l'œil 2e part. page 405, sans qu'il y ait aucune cause interne qui en soit l'agent, l'emploi de quelques colyres astringens et résolutifs, tel que celui du no .... sufira pour sa guérison. Mais si on reconnait qu'il soit produit par la répercussion de quelque humeurs, ou par la supression des menstrues ou des hemorrhoïdes ou par quelqu'autres causes étrangères qui ayent dérangé l'équilibre de l'économie animale, et portés ses ravages jusques dans l'orgâne visuel, il faut de suite chercher à la découvrir, et travailler à sa destruction en même tems qu'on employera les topiques nécessaires à l'orgâne. Détruire ici les remèdes propres à chacun de ces divers cas, seraient, ce me semble, superflus, puisqu'on les trouve répandus jusqu'ici dans le corps de cet ouvrage; l'on peut donc en faire aisément la recherche et les employer avec prudence.

Si l'atrophie dépend d'une playe, il faut d'abord saigner le malade et apliquer en même tems sur l'organe les liqueurs résolutives nº.... pour attendre que la supuration s'y établisse, ou bien employer un deffensif composé seulement de quatre parties d'eau ordinaire sur une d'eau vulnéraire spiritueuse et en réitérer des compresses imbibées ou de la charpie que l'on employera tiede dans les saisons rudes. On peut aussi au défaut de l'eau vulnéraire se servir de l'eau de boule de Nancy qui est un très bon remède en pareil cas, ou bien encore la remplacer par un liniment composé d'un blanc d'œuf du jour, une demie dragme de vitriol blanc et un gobelet d'eau ordinaire. Le tout bien battu ensemble, on couvre d'un petit morceau de linge simple trempé dedans, sur la capacité du Globe de l'œil, ensuite on prend une poignée de mousse qu'a fourni le blanc dœuf, on la place pardessus l'orgâne, et on recouvre le tout d'une large compresse egalement imbibée, que l'on assujettit à la faveur d'une bande autour de la tête, et on renouvelle ce pansement chaque heure. Ces différens topiques réunissent à peu de chose près les mêmes avantages, ainsi l'on peut s'en servir indifféremment.

Si l'atrophie de l'œil n'est que partielle, c'est-à-dire, qu'il n'y ait qu'une légère portion de l'humeur vitrée échapée par la playe, elle se dissipera facilement par les simples remèdes que nous venons de détailler, et le globe de l'œil reprendra sa forme ordinaire.

Lorsqu'au contraire l'humeur vitrée est sortie en bien plus grande quantité, l'œil sera un peu plus petit après la guérison, et par conséquent il se trouvera en partie atrophié, et les perceptions visuelles seront plus ou moins affaiblies en raison de son volume diminué.

Mais si cette humeur s'est échapée en totalité ou qu'il n'en reste qu'une très petite portion, le Globe de l'œil ne présentera plus qu'une éspèce de petit noyau propre à recevoir un œil d'émail ou artificiel lorsqu'on voudra en cacher la difformité.

Une diete sévère doit suivre ce simple traitement; il doit consister en des bouillons très légers pendant les trois premiers jours, et à mesure que la cure se présentera, on donnera insensiblement quelqu'alimens doux et de facile digestion. Les boissons calmantes et rafraichissantes dictées d'autre part ne seront pas omises non plus que les legers narcotiques si les douleurs sont vives et lancinantes, et que le malade ne pût reposer.

CXIX. Observation. Le nommé Rammé, père, cordonnier à Montpellier, agé d'environ 48 ans, fut atteint subitement d'une fluxion à l'œil gauche qu'il négligea à un point qu'il s'y forma un petit abscès à l'union des deux cornées qui dégénéra ensuite en un ulcère fistuleux. Cet homme qui s'apercevait chaque jour de la diminution de son œil, et de la faiblesse de vüe, chercha du secours et recourrut à mes soins, en octobre 1782. Ce malade me paroissant jouir malgré cela d'une bonne santé, je regardai son mal à l'œil comme local. Alors je me contentai de lui conseiller chaque jour matin et soir l'usage du colyre n° .... et au milieu du jour celui de notre Opiat Ophtalmique, et au terme d'un mois le trou fistuleux fixé à son œil disparut. Parvenu à cette époque heureuse, je remplaçai ce dernier topique par l'emploi des bains locaux dans l'eau vegeto-minérale, et cinq semaines après, l'œil de ce malade avait repris sa forme naturelle, et les perceptions visuelles furent les mêmes que de coutume.

SECTION VII

Des maladies de la rétine, de la choroïde et en même tems du nerf optique, connües vulgairement sous le nom de Goutte-sereine.

Nous comprendrons toutes les maladies qui attaquent principalement le siège immédiat de la vüe sous le terme générique et vulgaire de Goutte-Sereine apelée peut-être avec plus de raison par d'autres Paralysie ou Amaurose.

Cette maladie présente différens dégrés jusqu'à son entière formation, et les symptômes qui se manifestent chez les malades, changent à proportion de ses progrès.

1° Lorsqu'elle n'est que dans son principe, ceux qui en sont atteints, semblent voir voltiger devant la vüe de petits atômes, des étincelles, de têtes de mouches, des points noirâtres, de petites barres, des rayons lumineux, des bleuettes, des tourbillons de feu, même des cheveux ou des éspèces de filandres de diverses espèces, divers corps opaques les uns plus grands que les autres, enfin une fumée plus ou moins épaisse qui les offusquent, et croyent les dissiper en frottant leurs yeux. Quelque fois ces divers symptomes se présentent pendant plusieurs jours de suite, de là deviennent invisibles pendant un certain tems. Ensuite ils reparaissent plus que jamais, et parcourent leurs marches sans interruption chez les uns il est vrai, avec plus de lenteur que chez les autres jusqu'à ce que la vüe soit entierement abolie. En examinant de près les yeux chez lesquels ils se dévelopent, on n'y remarque pas une différence bien notable de cet état maladif d'avec celui de santé; car tout ce que l'on peut y voir, c'est un très léger changement dans le diamètre des prunelles, ou dans ce premier il se trouvera quelquefois un tant soit peu dilaté ou rétréci, tandis que chez certains, il ne s'en distingue aucun.

2° Lorsque la Goutte-Sereine sera en partie formée, les symptômes cy-dessus ne sont plus les mêmes, ils changent, et il semble aux malades qu'ils voyent seulement comme un brouillard épais qui les incitent également à se frotter les yeux croyant par là se soulager, et des lors ils ne distinguent plus les objets qu'obscurement. Si l'on considère leurs yeux dans ce second état maladif, on y découvre un changement évident dans le diamètre des prunelles qui sera plus ou moins dilaté, ou rétréci avec une diminution très sensible dans leur jeu. Il arrive cependant quelque fois que ces ouvertures n'ont point perdu de leur ressort, mais cet éffét se rencontre plus souvent lorsqu'il n'y a qu'un seul œil d'affecté.

3° Lorsque cette affection se trouve parfaitement caractérisée, alors la circulation des liquides contenües dans les principales parties de la vision est arrêtée, et les malades n'y voyent plus rien, et les prunelles sont sans mouvemens, mais elles sont ou très dilatées ou resserrées, et quelquefois dans leur état naturel.

4° Si la Goutte-Sereine est simple, il n'y a que la rétine ou le nerf optique d'affecté; on la reconnait aisément d'avec le cas précédent, parce qu'ordinairement les yeux des malades paraissent être dans leur état naturel, éxcépté les prunelles qui sont chez certains très dilatées, et chez d'autres conservent leur diametre ordinaire, mais elles sont totalement privées de leur jeu, et semblent même plus noires que dans l'état de santé; il y en a cependant dans le nombre qui distinguent encore le jour des ténèbres.

5° Quand la Goutte-Sereine se rencontre compliqués et qu'elle est entierement formée, les malades sont fatalement privés du jour. Chez les uns, les prunelles sont ordinairement plus petites que dans l'état naturel, et sont en tout ou en partie occupées par une portion de la cristalloïde opacifiée et adossée à la face interne de l'iris, et chez les autres elles se montrent éxtrémement dilatées et toujours accompagnées des douleurs dans l'orgâne et dans la tête avec altération de la lentille cristalline ordinairement augmentée en volume. Mais dans l'un et l'autre cas elles sont décusées de tous mouvemens de dilatation et de constriction, et les parties principales qui constituent le siège immédiat de la vision sont tout à fait désorganisées.

La Goutte-Sereine peut aussi être ancienne ou récente; cette distinction est absolument nécessaire pour en entreprendre la cure, par ce que si elle est ancienne, il y a peu d'éspoir pour la guérison surtout si les sujets qui en sont frapés, sont déja avancés en âge. Si néanmoins ils sont jeunes on peut encore la tenter et réussir comme l'expérience l'a confirmé plusieurs fois. Lorsqu'au contraire cette infirmité est récente et qu'elle attaque des jeunes, ou ayant déjà acquis un certain âge, n'importe; on peut éspérer de la guérir, lorsque celui qui sera chargé du traitement, aura une parfaite connoissance de la cause productrice, et que toutefois elle en sera susceptible.

Cette facheuse maladie survient également, tantôt subitement, et tantôt très lentement. Il arrive aussi qu'il n'y a quelquefois qu'un seul œil d'affecté, et d'autrefois qu'ils le sont tous les deux. Lorsqu'il n'y en a qu'un de malade il peut très bien se faire qu'on vienne à se tromper sur celui qui est sain, parce qu'ils conservent assez communément l'un et l'autre le même jeu dans les prunelles à moins qu'il n'y en ait une qui soit plus dilatée ou plus rétrécie que l'autre, comme on le rencontre chez certains sujets, et dès lors la goutte-sereine est très manifeste. D'ailleurs nous observerons encore qu'elle est beaucoup plus difficile à guérir lorsqu'elle arrive peu à peu, que quand elle vient tout à coup, c'est ce que l'éxpérience a démontré.

Les causes qui la produisent, sont internes ou éxternes. Les internes dépendent 1° de quelque humeurs pituiteuses et grossieres qui, venant se déposer dans les nerfs optiques, les bouchent, les dénaturent; 2° des pertes de sang et des inflammations graves et périodiques aux yeux; 3° des fièvres aigües et invétérées; 4° des suites du libertinage solitaire; 5° des attaques d'apopléxie; 6° des évacuations ordinaires trop fortes, telles que le flux menstruel et hémorrhoïdal; 7° de leurs suppressions; 8° des maladies nerveuses; 9° des saignées faites à contretems; 10° des convulsions et des frayeurs; 11° elles peuvent venir aussi des douleurs de tête violente, de goutte, de rhumatisme, ou être occasionnée par une métastase de dartres du mal vénérien, d'une sueur subitement arrêtée, d'une hydropisie du cerveau, ou par suite de la vieillesse, et enfin par celle des éxcès de tous genres.

Voila en général tout ce qui peut donner lieu à la Goutte-Sereine que plusieurs personnes, et même celles qui s'occupent de l'art de guérir, regardent comme incurables. Si ces derniers avaient suivi éxactement cette maladie dans toutes ses crises, et si elles y avaient eües égard dans le traitement, peut-être se seraient-elles bien données de garde de porter un tel jugement. Pour moi je ne serai point de leur avis; ce n'est pas que je me flatte toujours de la guérir, car les sujets chez qui elle s'est dévelopée peu à peu, ou lorsqu'elle est héréditaire ne peuvent en guérir que très difficilement. Mais nous dirons aussi qu'on a trop étendu son incurabilité, car toutes les fois qu'on sera assuré qu'il n'y a pas déséchement des nerfs optiques et de la lymphe nervale, ou qu'ils ne sont pas dans un parfait relâchement, et que ce mal ne sera pas ancien, on pourra parvenir à la cure, si l'on saisit avec éxactitude et précision la cause qui aura déterminé un pareil changement, pourvû que les malades ne soient pas trop avancés dans l'age. Nous allons éssaier de donner une solution soit donc que cette indisposition vienne d'un engorgement de la rétine de l'obstruction de ses fibres ou d'un engorgement des vaisseaux de la choroïde; soit qu'elle dépende des glandes engorgées qui compriment les nerfs optiques; soit enfin qu'elle soit l'éffet de la présence de quelqu'humeurs étrangères qui forment l'obstruction, nous sommes convaincus d'après notre éxpérience, que l'on peut, en détruisant toutes ces causes, rétablir l'orgâne dans son état naturel. Nous allons éssaier de donner une idée de notre pratique sur chacun des cas particulier, afin qu'en se guidant en quelque sorte sur eux, on puisse en obtenir les mêmes succès que nous.

1º Lorsque la Goutte-Sereine ancienne ou recente, simple ou suivie de complication, sera imparfaite ou commençante, on doit la traiter tout de suite, n'importe qu'elle cause l'ait procurée; mais comme en général elle est l'éffet de quelque mauvais lévains dans l'éstomach, on doit bien vite s'en débarrasser par la voye des purgatifs minoratifs, par éxemple, débuter par prendre pendant quelque jours la tisanne nº .... ensuite la médecine nº .... Le lendemain passer à l'usage nº .... que l'on continuera une quinzaine de jours et même un mois si le malade s'en trouvait bien. En même tems qu'on commencera ces remèdes, on n'omettra point l'aplication de l'emplatre vessicatoire conjointement avec les topiques aux yeux qui seront indiqués cy-après.

Si on se trouve dans le tems favorable, on préférera à la médecine cy-dessus les eaux minérales ferrugineuses, et on les prendra pendant trois jours de suite en les rendant purgatives le premier et le dernier jour, en y faisant fondre dans les deux premiers verres une once et demie ou deux onces de sel d'epsom suivant les tempéramens, ou deux onces de manne si on a à faire à des sujets délicats. Et dans le cas ou les malades soient dans l'impuissance de se procurer l'une ou l'autre, ils auront recours au purgatif n° .... dans lequel on y jettera un grain d'émétique pour les tempéramens ordinaires, et un demi grain seulement pour ceux qui seront faibles ou délicats, en buvant dans les intervalles des selles un gobelet de tisanne de capillaire, ou de toute autre, afin de procurer les évacuations.

Après les bouillons, on passera de nouveau à un autre purgatif, c'est à dire au tartre émétique, et on le donnera d'abord à petite dose. A cet effet on en fera dissoudre trois ou quatre grains dans sept à huit onces d'eau que l'on fera prendre à chaque demie heure ou trois quart d'heure aux malades qui auront atteint l'âge de l'adolescence. Les nausées et même le vomissement ne doivent point arrêter; il dérange, il est vrai, l'économie animale, mais cela est absolument nécessaire pour débarrasser l'éstomach, et nétoyer les premieres voyes des stimulans morbifiques. Le lendemain de l'émétique, on fera prendre une médecine douce par exemple celle du n° .... ensuite on le laissera reposer pendant quelque jours en se contentant de leur donner pendant cet éspace quelque verres de boissons rafraichissantes comme l'orgeat domestique n° .... l'orrangeat n° .... ou toute autre à peu près de cette nature, telle que le petit lait de beurre, ou l'eau d'orge et du chiendent pour les gens de la campagne qui seraient hors d'état de se procurer ces prémieres, soit par leurs facultés, soit par la difficulté, ou la rareté des amendes ou des oranges, ces boissons seront prises dans le courant du jour, mais éloignées des repas. Si les malades sont constipés, on leur fera prendre les lavemens n° ....

Après ce procédé si l'on ne remarque pas une amélioration de la vüe, il n'y a plus à balancer, il faut ouvrir un cautère au bras malgré la répugnance de certains malades afin de procurer bien vite un égout aux humeurs hétérogénes comme causes productrices de cette affection, et de la passer à l'usage des pilules n° .... que l'on continuera un mois et même plus suivant les circonstances.

Après cela s'il est nécessaire de redonner l'émétique pour faire céder la maladie, ce que l'on jugera quand les malades auront la langue chargée et seront sans apétit, on leur donnera la poudre d'Helvetius et on terminera le traitement interne par l'emploi des pilules balsamiques de Sthal depuis la dose de deux grains jusqu'à douze suivant l âge et la force des tempéramens, et on boira pardessus un verre de tisanne de bourache et de petite sauge.

Il ne faut point oublier dans le tems qu'on administrera ces remèdes de stimuler l'action des nerfs oculaires affaiblis, par des topiques choisis, en employant d'abord le matin à jeun la vapeur de la rhüe machée et aspirée par les yeux de la maniere déja indiquée; à midi on leur fera recevoir la vapeur du baume fioraventi sur une demie once duquel on ajoutera un demi gros d'esprist volatil de sel ammoniac, et cinq à six gouttes d'esprit huileux de succin. Les malades en mettront cinq à six gouttes dans le creux de la main, ils frotteront les deux mains l'une contre l'autre qu'ils aprocheront alternativement près des yeux malades en les tenant ouverts pour en recevoir la vapeur. Le soir au moment de se coucher, on y instillera quelque gouttes d'eau saphyrique n° .... légèrement alkalisée.

Il sera aussi nécessaire de procurer de tems en tems quelque secousses pour produire un ébranlement dans la tête des malades, afin d'éxciter un écoulement d'eau et un relâchement au cerveau, en leur faisant prendre dans la journée quelque prises de la poudre sternutatoire n° .... Le fait suivant va prouver le succès de ce traitement.

CXX. Observation. Mme Raucey, agée de 39 ans, domiciliée à Montpellier, se plaignait depuis quelque tems d'une faiblesse aux yeux qui l'empêchait de s'occuper principalement le soir à la lueur de la lumière artificielle. Inquiète de son état, elle apela en octobre 1788 son médecin (M. Estéve) qui lui prescrivit quelques remèdes. Devenus infructueux après un certain tems et son mal empirant, elle vint me consulter. Après m'avoir fait le détail de son affliction et des moyens qu'elle avait mis en usage, je considérai attentivement ses yeux. Le peu de jeux des pupilles et la vüe trouble qui l'affligeait joints aux symptômes décrits me firent connoitre que son organe visuel était travaillé d'un principe de Goutte-Sereine. Cette demoiselle m'ayant prié de la traiter, je m'en acquittai, en employant la plupart des remèdes détaillés d'autre part, et dans l'éspace de trois mois je parvins à la débarrasser de son incommodité de manière même à pouvoir lire et écrire, fonction dont elle était privée depuis longtems.

Lorsque la Goutte-Sereine sera imparfaite, c'est à dire en partie confirmée, que les malades apercevront sans cesse comme un brouillard épais, que les objets leur paraîtront obscurs, il n'y a aucun doute qu'en l'abandonnant aux soins de la nature, la perte de la vüe ne s'en suive, et qu'alors en recourrant aux remèdes généraux, il nes oit plus difficile à la guérir que lorsqu'elle est dans ce premier état maladif. Les moyens employer étant en quelque sorte les mêmes que ceux qui concernent la Goutte-Sereine entierement confirmée dont il va être question, on pourra se guider sur eux.

Quand cette maladie sera donc parfaite, je veux dire, quand les sujets qui en seront atteints, n'y verront plus à distinguer les objets, quelqu'en soit la cause, qu'elle soit ancienne ou récente, qu'elle soit compliquée ou non, c'est alors le cas d'employer les moyens les plus énergiques, ayant égard cependant à une sage combinaison dans l'administration des remèdes tant internes qu'éxternes, à la cause originaire et aux diverses circonstances.

Mais avant tout, les principales vües qu'on ait à remplir dans le traitement que nous allons éxposer, sont d'adoucir, de calme l'irritation et la mobilité des nerfs, lorsque, surtout, ils paraitront en être le symptôme prodominant, comme il arrive à la suite des maladies nerveuses, d'un fortifier graduellement le sistème, et de raméner ainsi le principe de vie à un ordre plus naturel dans ses fonctions qui rétablisse en même tems la crasse des humeurs qui détruise, fonde, ou dérive ailleurs l'humeur que l'on soupçonne avoir donné lieu à l'indisposition dont il s'agit, et on satisfera déja à ces indications par le régime et les remèdes suivans comme la pratique nous l'a tant de fois démontré.

Il faut d'abord conseiller aux malades de se nourrir constamment d'alimens doux et de facile digestion, en faisant predominer autant que se pourra la diète végétale sur l'animale dans les commencements du traitement principalement, en usant de bons fruits fondans, s'abstenant d'ailleurs de toute éspèce de crudité, salure, friture, fromage et généralement tout ce qui est piquant ou échaufant. La qualité de la boisson doit être également assortie à celle des alimens; en ce cas les malades se contenteront de bonne eau de fontaine rougie, si l'on veut, de bon vin vieux du pays aux repas. Et dans les pays ou le vin n'est point en usage, ils boiront de la petite bière, du cidre léger vieux ou du poiré que l'on coupera avec l'eau ordinaire ou bien ils se mettront à cette dernière boisson seulement si leur éstomach n'y répugne pas. Ils se priveront de toutes celles qui sont échaufantes, comme caffé, liqueurs, etc. Ils se coucheront à bonne heure, et se lèveront le matin principalement dans les belles saisons; ils feront chaque jour un éxercice modéré, iront de préférence à la campagne y respérer un air pur, et se précautionneront contre les ardeurs du soleil surtout en été, et contre les autres intempéries de l'air; ils éviteront de ne se livrer à rien qui puisse produire quelque contention d'ésprit et émouvoir leurs sens. En persévérant dans ce plan de conduite, on fera incessamment usage des délayans des tempérans et des humectans, lorsque l'on soupçonnera que la maladie dépend d'un érethisme nerveux. Ces remèdes ensemble combinés avec de doux laxatifs, des calmans et des toniques légers, prépareront utilement à l'employ de ces derniers si le mal n'avait pas encore cédé, car ils sont quelque fois inutiles chez certains sujets.

En conséquence on débutera par la plupart des remèdes énoncés d'autre part, et s'ils ne sufisent pas pour rétablir cet orgâne dans ses fonctions naturelles, on passera à des remèdes plus actifs. On fera prendre au malade pendant 8 jours la boisson nº .... On lui donnera ensuite l'ipecacuana pour que le vomissement leur procure des secousses à la tête et à l'estomach. On les purgera de nouveau avec la médecine nº .... de la on les fera passer à l'usage des pilules nº .... qui seront prises matin et soir et continuées pendant 20 ou 30 jours plus ou moins suivant l'état des malades et on les portera graduellement jusqu'à la dose de 3 ou 4, et ils boiront pardessus un verre de la tisanne nº .... Mais on observera de les suspendre chaque semaine pour faire prendre le matin à jeun la poudre nº .... et boire pardessus un verre d'eau de fleurs de tilleul miélé, ou d'hydromel.

A ces remèdes et après un second purgatif semblable au dernier, on fera succéder les bouillons nº .... Ils seront pris le matin à jeun pendant 12 à 15 jours. Après cela s'il n'y a pas encore d'amélioration à la vüe, ou qu'il n'y en aye que peu, on ne doit point perdre patience, il faut recourrir de nouveau à l'émétique en lavage, et en donner suffisamment pour produire les secousses nécessaires en pareil cas. Il est même éssentiel de réitérer ce purgatif plusieurs fois si on le juge nécessaire, et le lendemain de chaque prise, on donnera aux malades la médecine nº .... Le lendemain on leur fera reprendre les bouillons nº .... qu'ils prendront chaque matin, et le soir ils boiront un plein verre de thé de petite sauge avec un peu de sucre ou de miel, afin de la rendre plus douce et plus agréable. Ces boissons seront continuées l'espace de 15 à 20 jours.

Nous prévenons ici que si les malades venaient à se plaindre des douleurs de tête vive avec élancement, rougeur même de la face et autres signes de congestion sanguine dans le cerveau, on en viendra sans délai à une aplication de sang-sües aux vaisseaux hémorrhoïdaux.

Lorsque par ces moyens successifs, on s'apercevra déja d'un retour de la vüe, de concert avec les topiques oculaires, on suspendra pour quelque jours l'usage des remèdes internes, en se contentant de donner aux malades de l'une ou l'autre des tisannes mentionnées dans lesquels on y jettera quelque gouttes d'eau de fleurs d'orange.

Dans le cas contraire ou la vüe ne serait pas encore

rétablie, ou qu'elle ne serait que très faible, on continuerait les remèdes suivans sans perdre encore éspoir. Car nous le répétons, et la pratique nous a mainte fois confirmé que quand la Goutte-Sereine n'est pas produite par le déssechement des nerfs optiques, il est très possible de vaincre l'obstruction qui serait causée par toute autre cause, et de recouvrer la vüe.

Ainsi sans perdre de tems, on en viendra aux fleurs d'arnica montana en infusion. Pour cet effet on fera infuser pendant une demie heure, et dans une livre d'eau une dragme de ces fleurs qu'on pourra porter par dégrés jusqu'à la dose de trois dragmes, si les yeux ne sont pas trop irrités, ou échaufés des remèdes. Après avoir coulé, on divisera la colature en 4 ou 5 doses qui seront prises dans le courant de la journée à des distances convenables, et loin des repas, mêlant dans chaque prise une cuillère à caffé du sirop d'écorce d'orange amère, en observant de faire cette infusion dans un vaisseau clos.

Si après une douzaine ou quinzainede jours, les malades n'éprouvent pas encore un bien être à leur vüe, on passera à l'électuaire n° .... que l'on continuera plus ou moins suivant les circonstances. Delà on passera encore à l'usage des pilules d'éxtrait de jusquiame blanche combinée avec le camphre, le nitre, et la poudre des feuilles sêches d'oranger, en commençant par la dose d'un tiers de grains de cet éxtrait et on l'augmentera par dégrés suivant l'état des malades. Mais nous observons que l'emploi de ces derniers remèdes, et on les combinera avec des anti-spasmodiques un peu actifs. On donnera en conséquence le bon quinquina rouge en poudre à la dose de 12 grains mêlés avec autant de racine de grande valerianne sauvage en poudre, six grains de racine de serpentaire de Virginie, autant de fleurs martiales ammoniacales, et ce qu'il faudra de sirop de pivoine ou d'écorce d'oranger amère pour un bol pris d'abord le matin et le soir pendant 7 à 8 jours, ensuite trois fois par jour pendant autant de tems, avalant pardessus chaque bol un verre d'infusion de fleurs de muguet légèrement sucré ou miêlée, en observant d'ajouter tous les quatre jours seulement à chaque bol un grain d'aloës et autant de scamonée.

Voila en général les remèdes internes que nous avons coutume de prescrire aux malades atteints de la Goutte-Sereine confirmée, et que nous avons le soin de varier suivant les circonstances. Il en est encore d'autres que nous employons dans des cas particuliers et que nous allions même avec les précédens lorsque nous le jugeons nécessaire comme nous aurons occasion de le dire cy-après.

L'aplication des remèdes éxternes étant absolument indispensable pour donner du ton et du ressort aux nerfs visuels et aux parties qui en dépendent, nous nous servons de stimulans plus ou moins actifs, et après avoir employé pendant 15 ou 20 jours ceux qui ont été indiqués plus haut, il m'arrive de les suspendre pour les remplacer par d'autres, par éxemple, de faire frotter le matin le dessus des sourcils, ou l'endroit qui répond aux nerfs susorbitaires avec l'huile éssentielle de succin et autant d'huile de laurier, ou bien avec leurs ésprists. Au milieu du jour, je fais recevoir la vapeur de la rhüe, menthe et serpolet bouillis dans l'eau et mieux dans du vin blanc, et au moment de la recevoir j'y fis jetter dans le vase une douzaine de gouttes d'ésprist volatil de sel ammoniac.

Lorsqu'il n'y a qu'un œil d'affecté, on couvre le haut du vase avec un entonnoir afin que la fumée de la dite infusion sortant par le bout, frape directement cet organe, en prenant soin de couvrir la tête du malade d'une serviette pliée en double. Quand les deux yeux sont malades, ce moyen est inutile, la serviette seule sufit. Le soir je conseille l'usage du colyre Ophtalmique n° ....

Après un certain nombre de jours de l'emploi de ces topiques, on les variera de nouveau, en les remplaçant par d'autres, et je conseille d'autant plus cette pratique, que je me suis aperçu qu'en se servant toujours des mêmes, les yeux s'y accoutument, et ne font que peu ou point d'éffets, ensuite on reprend les premiers pour recourrir alternativement aux autres. Par éxemple après mettre servi de ceux que je viens de dénommer, je les remplace en faisant recevoir 1° le matin aux yeux la fumigation de caffé non brulé, tantôt bouilli dans l'eau ou le vin blanc, et au moment d'en recevoir la vapeur, j'y fais jetter 7 à 8 gouttes de vinaigre des quatre voleurs, et tantôt infusé seulement dans la forte eau de vie pendant une huitaine de jours au moins, et l'on en fait des embrocations sur la surface des paupières que l'on a soin de faire fermer ou en appliquant même des compresses mouillées pardessus qu'on renouvelle lorsqu'elles sont sèches. Ce dernier remède est principalement employé le soir au moment du coucher des malades. Ce pansement qui doit être fait entre celui du matin et du soir, doit consister dans l'aplication de la glace pilée mise dans un petit sac de la largeur de trois doigts sur chaque œil affecté, et si ce n'était même l'incommodité qu'il cause pendant le sommeil, je le conseillerais même pendant la nuit.

Après huit ou dix jours consécutifs de l'employ de ces topiques, je les change en les remplaçant, savoir, le matin en éxposant les yeux au dessus de la vapeur d'une forte infusion de fleurs de sureau, melilot, rhüe, bétoine, romarin, lavande, petit sauge, menthe et serpolet dans laquelle on y jette au moment de les recevoir une douzaine de gouttes d'esprist volatil de sel ammoniac. Vers le milieu du jour on fait recevoir la vapeur de l'eau de melisse mêlée avec partie égale de celle de cologne et une vingtaine de gouttes d'ésprist huileux de succin. Les malades en mettront 4 à 5 gouttes dans le creux des mains, et après les avoir frottées l'une contre l'autre, ils en recevront la vapeur en présentant leur surface à leurs yeux qu'ils ouvriront et fermeront successivement. Le soir lorsqu'ils se coucheront, on leur attachera un bandeau sur le front après y avoir adapté deux petits morceaux d'écarlatte de la grandeur à peu près d'une carte à jouer de manière à correspondre ou à couvrir les yeux, et l'on aura l'attention d'y jetter sur chacun 5 à 6 gouttes de baume fioraventi mêlé d'une vingtaine de gouttes d'ésprist volatil de corne de cerf sur une demi once de ce baume.

Ces pansemens continués environ 12 à 15 jours, on employera ce dernier, matin et soir, et dans le reste de jour on continuera l'usage de la glace pilée comme il a été dit, enfin on quittera tantôt l'un pour reprendre l'autre, et on donnera surtout la préférence aux remèdes dont les malades auront ressentis les meilleurs effets.

CXXI. Observation. Marguerite Martine, fille agée d'environ 44 à 45 ans, se trouvant au retour de l'âge, et douée d'une tempérament fort sanguin, sentit à cette époque sa vüe se baisser. On lui fit quelque petits remèdes, mais ce fut sans succès et sa vüe s'abolit. Apelé par cette demoiselle le 14 novembre 1781, j'examinai attentivement ses yeux en présence de M. Brun, son médecin, et Courrége père, son chirurgien qui en firent autant après moi, sitôt que je leur eu annoncé qu'ils étaient affectés de Goutte-Sereine, lesquels furent du même avis d'après les signes que je leur en fis remarquer, lesquels consistaient 1º dans un resserrement partiel des prunelles; 2º dans leur inaction;

3° enfin par un engorgement de plusieurs vaisseaux de la conjonctive. Le tout accompagné des douleurs internes dans cet organe qui répondaient jusques dans la tête. Sollicité par la malade de lui donner les soins les plus assidus pour la délivrer de cette facheuse maladie d'après le révendication de l'opinion des personnes de l'art dénommées qui lui avoient annoncé son mal incurable; quoique je ne lui eusse pas assuré une cure certaine, mais seulement beaucoup d'éspoir, je l'entrepris, et je débutai des le même jour à l'aplication de l'emplatre vessicatoire à la nuque. Après les préparatifs ordinaires je lui administrai sagement la plupart des remèdes qui ont été détaillés, et je n'oubliai pas surtout les saignées du bras, du pied, et même l'aplication des sang-sües aux parties génitales qui furent réitérées de tems à autre, et à la fin du printemps qui suivit le traitement, elle obtint une entière guérison contre l'attente de ces deux professeurs, l'un en médecine et l'autre en chirurgie.

Encore un fait de pratique qui mérite d'avoir place ici pour prouver que des remèdes bien choisis, sagement administrés et donnés à propos dans des cas même désespérés, peuvent réussir, et rendre la vüe aux malades. Voici ce qu'il renferme.

CXXII. Observation. Le sieur François Baude, cultivateur aisé demeurant à Saint-Georges, commune éloignée d'une lieue de Montpellier, agé de 40 ans, avait perdu la vüe de l'œil droit par une Goutte-Sereine qui lui était survenüe à la suite de fluxions périodiques avec douleurs vives qui lui laisserent quelque taches sur la cornée. Depuis plus d'un an ce malade était entre les mains des personnes de l'art qui, malgré leurs soins ne purent empécher la formation de cette triste infirmité. A mon retour de Paris en floréal an dix, il vint implorer mes secours pour cet œil, et pour le gauche qui commençait déja d'être affecté. M'étant recommandé par plusieurs amis et parens, je pris d'abord connoissance de son état, et principalement celui de ses yeux en qui je remarquai 1° sur son œil droit plusieurs petites tayes; 2° un écoulement continuel d'une humeur sanieuse qui provenait d'un restant de fluxion; 3° la prunelle éxtremement rétrécie sans aucun mouvement de dilatation et de constriction ; 4° enfin que la vüe de l'œil gauche qui paroissait sain, était déja affaiblie et commençait à prendre le même dégré d'altération.

Malgré le détail de cette maladie et le peu d'éspoir que j'avais sur la guérison de l'œil droit du malade, mais certain de celle du gauche, j'acquiesçai à ses désirs et à ceux ses protecteurs, et je commençai son traitement le 14 du même mois. Je n'entrerai pas dans le détail circonstancié des moyens que j'employai, ils furent assez compliqués, et d'ailleurs ils se trouvent la plupart consignés dans le cours de cette section. La cure de l'œil gauche ne demeurât pas longtems, mais celle de l'œil droit résistât longtems, car elle ne parût qu'après quatre mois, et ce ne fut qu'en persévérant constamment dans le traitement que je parvins à lui rétablir entierement la vüe des deux yeux, et à dissiper les tayes ou taches de la cornée.

Nous ajoutons quelquefois à ce traitement d'autres remèdes suivant les différentes causes qui ont donné lieu à cette affection, comme nous en suprimons de ceux qui ont été raportés lorsque nous nous apercevons de leur inutilité. Ceux que nous ajoutons dans certainse circonstances sont 1° la poudre diarrhodon lorsqu'il y a des pertes de sang ou des fleurs blanches; 2° celle des trois santaux pour réparer les forces des malades, et j'en donne depuis la dose de dix grains jusqu'à un gros suivant les tempéramens. J'employe également pour les mêmes cas l'usage du sirop résumptif de tortues, et la poudre febrifuge et purgative d'Helvétius, lorsqu'elle vient à la suite des fievres, ou bien encore l'éxtrait ou le sirop de quinquina; 3° J'ordonne dans certains cas le sel d'oseille pour en faire une limonade artificielle en le faisant dissoudre dans l'eau, ou bien le petit lait pur depuis la dose d'un demi setier jusqu'à une pinte et demie ou deux, et je fais prendre par verrées dans le courant du jour à distance sufisante des repas, et c'est principalement dans le cas où la Goutte-Sereine est causée par des fluxions périodiques; 4° d'autrefois j'allie aux remèdes indiqués l'étiops minéral lorsque cette maladie provient des supressions de règles, ou j'en modère les évacuations quand elles sont trop abondantes, ou bien je l'ordonne seul suivant les circonstances; 5° Si elle vient seulement de longues supressions de régles, et que ce remède ne sufise pas, j'en met d'autres en usage, tels que l'élixir de Parcelse, le sirop d'absinthe ou d'armoise composé, après avoir employé le remède n° ....; 6° Si cette indisposition vient d'un flux trop abondant des membrües ou des hemorrhoïdes, j'employe le sirop de corail; 7° si elle est une suite d'épuisemens produits par la fréquentation des femmes, ou le fruit d'une longue maladie, je fais prendre le sirop de vipères, et la poudre de létificance; 8° si elle est un éffet d'attaque d'épilepsie, d'apopléxie, de paralysie, de l'éthargie et des maladies du cerveau, je prescris pour purgatif l'électuaire hieradiacolocynthidos, et j'ajoute même ici l'usage d'*arum* composé depuis dix grains jusqu'à un gros ; 9° si elle est engendrée par une de convulsions ou de frayeurs, je conseille l'usage des boissons aqueuses légèrement aromatiques, telles que les infusions de tilleul, de sureau, de petite sauge, ou même de la réglisse seule; 10° s'il y a des douleurs aigues à la tête et aux yeux, je recourre d'abord à la saignée, aux boissons très adoucissantes n° .... au lait d'amende, aux lavemens avec lacouse, et même aux bains tièdes si on peut le faire. Si après leur usage, les douleurs persistent comme nous en avons eu quelquefois occasion de l'observer, je donne une once de pavot blanc, ou 15 à 16 gouttes de *laudanum* liquide, ou bien à leur défaut, une décoction de 3 ou 4 têtes de pavot sêchées que je fais mettre dans une chopine d'eau bouillante pour boire dans le courant du jour, mais loin des repas, et j'en fais même bassiner les yeux en la mélangeant avec une partie égale d'eau bleu celeste n° ....; 11° Si la Goutte-Sereine est produite à la suite des douleurs de goutte, je fais prendre le remède des caraïbes; 12° si elle est causée par rhumatisme, dartres, scorbut, écrouelle, galle, vers, etc. j'employe avec succès l'électuaire *carioscotin*, ou les pilules de Beloste réformées, ou celles de Panacée, et j'ajoute au traitement l'usage de l'eau de Barnaval dont je fais frotter la partie affectée avec un linge imbibé qu'on laisse même pardessus comme dans le cas de paralysie; 13° enfin si elle vient d'un vice vénérien, je le détruis avec l'eau antivénérienne de Wansvieten, après avoir préparé convenablement les malades ou bien je les fais passer par les frictions ordinaires, etc.

C'est par une telle série de remèdes ordonnés à propos et avec précaution qu'on parvient à guérir la Goutte-Sereine, si, comme je l'ai dit, elle n'est point causée par désséchement des nerfs optiques. Et s'il m'arrive d'échouer chez certains malades, je recourre encore à l'électricité comme un moyen fructueux dans divers cas particuliers, lorsqu'elle est employée par une main habile et versée dans l'étude de cette machine, et qui sait en diriger les opérations suivant les circonstances.

Outre les faits de guérisons que j'ai opérées, non par ce dernier procédé (car je ne l'emplois guère qu'à la dernière extrémité) mais bien par le traitement que nous venons d'exposer et qui confirme en tout ce que j'ai déduis sur cette facheuse maladie, combien n'en aurais-je pas à citer qui ont eu un résultat aussi flatteur, mais je me restreins à ces derniers comme ayant eu lieu sous les yeux de plusieurs personnes de l'art qui la plupart me suivaient de tems en tems chez les malades pour en connaître l'issüe.

1º J'en raporterai trois que l'on trouve insérées aux pages 420, 423 et 425 de mon Recueil de Mem. et d'observat. sur l'œil.

2º La quatrième est consignée dans un mémoire détaillé dans les Annales de la Société de Médecine pratique de Montpellier au tom. 1er de ses Mémoires.

3º La cinquième cure fut faite en février 1781, sur M. de Roquemure capitaine sous les yeux de M. Sabatier, médecin qui me l'avait adressé.

4º La sixième, sur M. Vassay, officier de canonier à Cette qui me fut envoyé en octobre 1787 par M. Tudesque père, médecin.

5º La septième, sur le nommé Dumas, faiseur de sabot d'Emargues, agé d'une quarantaine d'ans, lequel je soignai sous les yeux de MM. Fouquet et Sarus, médecins, en mars 1783, et que ce dernier avait traité dans le principe de son mal sans en avoir obtenu aucun fruit.

6º La huitième concerne celle de M. Colomb, amériquain, qui eut lieu en avril 1784 sous les yeux de M. Amorreux, Père, médecin, et Laborie Père, professeur en chirurgie avec lesquels nous consultâmes ensemble la première fois ce malade.

7º La neuvième eut lieu sur M. Lavrilliere, chanoine, en mars 1785, et fut suivie par M. Fargeon, médecin, qui n'en avait aucun espoir lorsqu'il fut apelé à me consulter.

8º La dixième regarde le nommé Gallier, cordonnier pour

femme à Montpellier, qui perdit la vüe subitement en considérant trop fixement la hauteur d'un globe en papier que l'on fit partir en mai 1786, et que je guéris sous les yeux de M. Boulicch, médecin qui l'avait traité avant moi.

9º La onzieme, sur M. Gély, Prêtre, agé de 38 ans, qui fut d'abord traité par M. L'herran, chirurgien, et ne voyant aucun changement dans ses yeux, conseilla de m'apeler en consulte avec M. Broussonnet, professeur de médecine. Cette cure eut lieu à la fin du printems de 1788 et fut suivie par les mêmes personnes de l'art.

10º La douzième fut faite à l'automne de 1807 sur la Vº André, agée de 43 ans, et fut vüe par M. Chyvaud, médecin, au moment ou nous touchions à son terme.

Il est encore d'autres maladies qui affectent le siège immédiat de la vüe qui ont reçu divers noms, savoir, l'ambliopie, l'héméralopie et la nictalopie.

La premiere apelée ambliopie est un obscurcissement et un affaiblissement de la vue sans aucun vice aparent dans les yeux. Cette maladie est une disposition à la Goutte-Sereine. On la connoit lorsque les prunelles ne jouissent qu'imparfaitement de ses mouvemens de dilatation et de constriction.

La seconde surnommée héméralopie est également une faiblesse des parties qui constituent le véritable foyer de la vision, et les personnes qui en sont atteintes, ne distinguent qu'avec beaucoup de peine les objets pendant le jour, et nullement à l'entrée de la nuit, ou au moins bien peu. Malgré cela, on n'aperçoit pour tout vice aparent dans l'organe qu'un peu moins de mobilité aux prunelles qui paraissent un peu plus dilatées qu'à l'ordinaire.

La troisieme désignée sous le nom de *Nictalopie* est cette affection qui empêche de voir pendant le jour, mais non le soir et dans la nuit pourvu qu'elle ne soit pas trop obscure.

Dans ce cas les prunelles jouissent de tout leur ressort, mais seulement à une faible lumière, et rien n'est aparent aux yeux des malades.

Le traitement qui convient dans ces trois éspèces d'affection, doit être à peu près le même que celui dont il a été fait mention pour la Goutte-Sereine commençante, et s'il étoit insuffisant, on choisirait dans les autres remèdes indiqués pour les deux autres éspèces, ceux que l'on jugerait convenables à la situation des malades, et on employerait seulement l'un ou l'autre des topiques également indiqués.

SECTION VIII

Des maladies des muscles de l'œil

Nous réduirons en deux sortes les maladies des muscles de l'œil; la première apelée *Loucherie* ou *Strabisme*, et la seconde, *Mouvemens convulsifs.*

La loucherie est un vice des muscles de l'œil qui fait regarder de travers, soit en haut, soit en bas, soit sur les cotés. Cette infirmité vient de la contraction de l'un ou de l'autre des muscles de l'œil, et du relachement de leurs antagonistes. Quand cette contraction à lieu, quelque muscles tirent le globe de l'œil de leur coté; et les autres qui lui sont oposés, se relâchant insensiblement, sont obligés de céder à leur action. Cette maladie est très commune chez les enfans, et n'arrive ordinairement que par l'imprévoyance de ceux qui en prennent soin, et qui les placent de manière qu'ils ne voyent le jour, la lumiere artificielle, ou bien certains objets qui les frapent, qu'obliquement. Alors à mesure que les enfans prennent de l'âge, les muscles de cet organe se prêtent à leur contraction et s'y habituent à un tel point qu'on est surpris après un certain laps de tems de voir les yeux tournés d'un côté ou de l'autre, et on a la bonhomie de croire, lorsqu'on s'aperçoit de cette difformité, que c'est un vice de conformation, tandis qu'il ne vient que par une mauvaise situation que l'on a fait prendre à ces petits êtres lorsqu'ils sont dans leurs berceaux ou leurs lits les rideaux entr'ouverts.

La seconde affection qui attaque les muscles de l'œil, est un mouvement convulsif, perpétuel et involontaire qu'il ne faut pas confondre avec celui des paupieres dont il a été question dans la section III de la . . . . . partie.

Article premier

De la loucherie

Nous avons déjà dit dans la premiere section de notre premiere partie au sujet de l'enfance, et nous le répétons de nouveau ici que la *loucherie* ou le *strabisme* survenait par le défaut de précaution des parens ou des nourrices vis à vis des nouveaux-nés, lorsqu'on les place dans leurs lits ou berceaux quand les rideaux sont entr'ouverts soit à droite, soit à gauche, et l'habitude que prennent alors les enfans qui dirigent leur vüe vers les points éclairés, façonne les muscles oculaires aux divers mouvemens dont ils ont besoin pour jouir de la lumière, ce qui cause nécessairement la déjection de ces muscles vers la lumiere artificielle (la chandelle ou la lampe), et cette éspèce de loucherie ou de strabisme que des auteurs ont apelé *couniedent*, se dévelope et se caractérise sans qu'on y fasse attention. L'autre éspèce de loucherie qu'ils ont également nommés *Récédent*, vient de ce qu'on laisse les rideaux de leurs lits ou berceaux entr'ouverts aux pieds, sans doute pour leur donner de l'air, mais il arrive par là que l'axe des deux yeux se tourne volontairement de ce coté, et le plaisir qu'ils prennent à voir le jour ou la lumiere, se remarque singulierement sur leur physionomie. De là vient la mauvaise direction des muscles *adducteur* et *abducteur* qui reste ainsi toute la vie si on n'y remédie promptement. Mais malheureusement les Peres et Meres ou Nourrices sont très insoucians sur ce défaut, ou s'ils s'en aperçoivent ils le négligent, et devient souvent incurable ou au moins très difficile à guérir lorsqu'ils se déterminent à prendre ce parti.

Cette cause n'est pas la seule qui procure le strabisme ou la loucherie, il en est encore d'autres, telle que la présence d'une tache à l'œil ou de quelque tumeurs qui peuvent survenir entre le globe de l'œil et les paupières. Les convulsions et les vapeurs y donnent aussi lieu. Les lunettes d'aproche dont se servent les jeunes gens par ton ou autrement dans les promènades ou autre spectacle pour fixer les personnes ou d'autres objets, s'éxposent sans le vouloir, ni le savoir non seulement à devenir louches, mais même à affaiblir leur vüe. Les jeunes myopes, surtout ceux du dernier dégré dont nous avons fait mention dans notre premiere partie section ..., pag. ... qui s'habituent à ne regarder que d'un seul œil, peuvent aussi devenir louches, c'est ce que j'ai vu plusieurs fois dans ma pratique.

Il est quelque auteurs qui raportent cette affection à d'autres causes que celles que nous venons de raporter. Les uns prétendent qu'elle vient de ce que les yeux sont inégaux en force, qu'alors l'objet aperçu se fixe sur celui qui est le plus fort, et s'éloigne de celui qui est faible. D'autres l'attribuent à une mauvaise conformation de la cornée, ou à un dérangement du cristallin, ou même à son altération partielle. Ces causes suivant eux faisant aussi changer la direction des rayons lumineux, forcent l'axe des yeux d'être disparâtes.

D'après ce qui vient d'être dit, l'on doit voir que le pronostic de la loucherie se tire en raison de la cause qui l'aura produite.

1º Si cette difformité vient de quelque faux jour introduit au travers des rideaux, lorsque les enfans du bas âge, sont dans leurs lits ou berceaux, on doit, pour les corriger, les placer dans un jour convenable, et les laisser entierement à decouverts, c'est à dire, sans rideaux, ni voiles sur leurs berceaux; dès lors les muscles de leurs yeux qui sont très souples reprendront bientôt leur attitude, et la loucherie disparaîtra d'elle-même, si l'on prend cette précaution dès le moment que l'on s'en apercevra. Mais nous prévenons aussi que si on tardait trop à prendre cette sage mesure, ce moyen deviendrait peut être insufisant, qu'il faudrait alors recourrir à l'usage des besicles dont nous avons fait mention à la pag. . . . de la . . . partie, sect. . . . . Par l'usage constant de cet instrument, on est assuré du rétablissement de l'axe visuel dans son état primitif comme l'éxpérience nous l'a confirmé plusieurs fois.

On peut encore, si l'on veut, ajouter à l'emploi des besicles, celui de faire faire un éxercice journalier aux enfans louches qui ont déjà atteints quelques années, lequel consistera à leur aprendre à lire et à écrire avec cet instrument, et dans le moment de leur récréation, de les faire jouer à la pelotte, au volan, et à d'autres jeux de cette nature, de les amener à leur faire voir de petites figures ou dessein ou en peinture. Alors leurs yeux constamment fixés sur ces petis objets, et cet amusement répété plusieurs fois dans le jour fera disparaître la loucherie comme l'expérience me l'a démontré dans plusieurs occasions. Consulté par un médecin de Paris en Brumaire an dix dans mon séjour que j'y fis, sur la loucherie d'un de ses enfans, je lui prescrivis ces sages conseils, et il en obtint le succès qu'il désirait.

Si la loucherie n'attaque qu'un seul œil, on peut se dispenser d'emploier les besicles en question; il suffit en pareil cas de tenir hermétiquement fermé pendant un certain tems, l'œil sain avec un petit sachet de charpie fine apliqué pardessus et soutenu par une bande ou ruban, ou mieux encore un carton travaillé en forme d'une demi-coquille d'œuf un peu ovale qui puisse s'apliquer exactement sur la surface du Globe sans en gêner les mouvemens, mais seulement empêcher les rayons lumineux de pénétrer, et on soutiendra cet instrument à l'aide de rubans ou petite bande derriere la tête.

Dès le moment qu'on aura placé l'un ou l'autre de ces instrumens qu'on pourrait même laisser la nuit pour plus grande sûreté de succès on s'apercevra aussitôt que l'œil affecté de la loucherie, se remettra dans son état naturel; et en donnant ainsi les premiers soins d'éducation aux enfans louches, et leur faisant faire les petits exercices d'enfance en forme d'amusement comme nous l'avons dit, on parviendra à coup sûr à les délivrer de cette difformité ; mais nous prévenons qu'il faut de la patience et de la persévérance, si on ne veut pas manquer son but.

Enfin on lèvera de tems en tems ces sortes de besicles pour un instant, tant pour entretenir la propreté à l'organe, que pour reconnoitre l'état des choses. Et quand on sera bien assuré que les muscles de l'œil auront repris leur situation naturelle, on laissera les yeux libres, mais aussi pour peu qu'on reconnaisse encore quelque marques de loucherie, il ne faut pas discontinuer les moyens prescrits. C'est par une telle conduite que plusieurs enfans atteints de cette difformité, en ont été délivrés; ainsi nous ne pouvons trop la recommander aux Parens. Il n'y a guère que les enfans chez qui ce vice est héréditaire que tout moyen paraît inutile, mais ce cas est très rare.

2º J'ai déjà observé plus haut combien il est dangéreux pour les Jeunes Gens doués d'une bonne vüe de s'habituer à se servir de lunettes d'aproche pour voir les objets, soit dans les promenades, soit pour éxaminer les beautés de la campagne, soit enfin dans les spectacles pour mieux distinguer les figures et le jeu des acteurs, etc. J'ai guéri dans plusieurs sujets la loucherie ou le strabisme que leur avait causé cette imprudence. Je me contenterai de raporter l'exemple suivant.

CXXIII. OBSERVATION. Le nommé Grasidon, fils, jeune voiturier de Montpellier, agé de 15 à 16 ans, se trouva affecté au mois de ..... 1783 d'une loucherie à l'œil droit qui lui rendait les traits du visage très difformes. A cette époque il vint me consulter, et après les diverses questions que je lui fis pour en découvrir la cause, je n'en trouvai pas d'autres que dans l'usage continuel de ces fortes lunettes d'aproches. Ce jeune homme obligé par son état de voiturier d'être toujours en route, et jouissant d'ailleurs d'une bonne santé, je lui conseillai seulement de tenir son œil sain constamment fermé comme nous l'avons dit plus haut, et par conséquent de ne se servir que de celui qui était louche pour mener sa voiture, et faire même toutes ses affaires.

Mais pour aider la souplesse des muscles de son œil louche, je lui recommandai éxpressement de lui faire prendre trois fois par jour des bains locaux dans une forte decoction de fleurs de mauve. Il suivit mes conseils, et au retour d'un long voyage, il vint me remercier de la guérison que je lui avais procuré.

3o La présence d'une tache à la cornée peut aussi causer la loucherie comme je l'ai observé d'autre part. J'ai détruit une tache semblable sur l'œil d'une jeune Demoiselle qui était la cause de sa loucherie, et par le secours seul d'un colyre, elle a été guérie de l'une et de l'autre infirmité; voyez l'observation ... qui la concerne à la pag. ...

S'il arrivait après la guérison des taches que la loucherie éxistât encore, il faudrait prendre le parti d'employer les mêmes secours que nous avons dictés plus haut, et par des soins assidus on parviendrait à la guérir à moins qu'elle ne soit très ancienne, et que les malades n'ayent point passés l'âge de l'enfance.

4° Si la loucherie dépendoit d'une inégalité de force dans les yeux, comme c'est l'opinion de Buffon et de quelqu'autres auteurs, il faut alors chercher la cause qui l'aurait fait naître, et dès qu'on la découverte, la combattre par des remèdes analogues. Nous n'examinerons point ici si cette cause particulière peut produire l'effet en question, ni quelle cause plus directe on pourrait assigner d'après nos observations.

5° Si ce vice vient d'un dérangement de la lentille cristalline ou de son altération partielle, comme quelques-uns le pensent, je ne vois pas d'autre voye plus sure pour le faire cesser que d'en faire l'éxtraction. Or comme cet objet est entierement du ressort de la chirurgie des yeux, il faut pour cela recourrir à un habile oculiste souvent éxercé au manuel des opérations oculaires.

7° Lorsque la loucherie sera une suite de convulsions, de vapeurs, de maladies nerveuses, etc. et que celles-cy viennent de l'éréthisme des fibres de la machine humaine, il faut de suite avoir recours aux remèdes convenables, mais il ne faut pas confondre les convulsions des enfans avec celles des femmes que l'on apèle affections hystériques dont il sera question cy-après.

Les convulsions des enfans reconnoissent les causes suivantes : 1° des matières corrompües qui sont le produit d'aliage d'alimens, de nourritures grossières, malsaines et indigestes. On reconnoitra que les convulsions dépendent de là par le dégout, l'apésantissement, la langue chargée, le ventre plus volumineux qu'à l'ordinaire, et par un sommeil à chaque instant interrompu. Ces causes influant sur le système nerveux, peuvent également donner lieu au strabisme.

Lorsque ces affections spasmodiques viennent de telles causes, il n'y a rien de plus salutaire que la diette, nous entendons une diminution de nourritures, quelques lavemens d'eau tiede, et purger ces jeunes malades avec le sirop de chicorée, la manne, ou la potion n° ....

2° La même chose a lieu, lorsque le lait que tettent les enfans est de mauvaise qualité, ce qui arrive lorsque les nourrices se mettent fortement en colere, qu'elles ont eües de grandes frayeurs, beaucoup de chagrin, lorsqu'elles ont surchargé leur éstomach de mauvais alimens, ou bu trop de vin, ou de liqueurs spiritueuses; enfin lorsque leur tempérament s'est dérangé quelle qu'en soit la cause. Et l'on sent très bien qu'en cet état de choses, leur lait se trouve altéré et que leurs nourrissons peuvent par cette altération être sujets à des convulsions dont l'effet se porte principalement sur leurs yeux. Dans ces sortes de cas, il faut à l'instant et sans balancher, les priver du lait de leurs mères nourrices jusqu'à ce qu'elles soient entièrement rétablies il faut de plus évacuer ce mauvais lait en donnant aux enfans des lavemens d'eau tiède, en les purgeant avec du sirop de chicorée à la dose d'une once, ou d'une once et demie suivant leur âge, ensuite les nourrir avec de petites panades de préférence au lait. Par cette voye on les débarrassera totalement de ce lait gaté et on arrêtera chez eux les accidens les plus facheux.

3° Les fièvres qui attaquent les enfans dans la petite vérole ou la rougeole sont aussi une cause puissante des convulsions qui leur arrivent, mais elles ne sont ordinairement facheuses qu'autant qu'il s'y mêle d'autres symptomes graves surtout quand l'éruption commencée rentre subitement, ou bien lorsque la fievre de supuration se dévelope.

Je n'entrerai pas dans le détail général du traitement

de ces maladies, d'ailleurs il est connu d'un chacun, il nous suffira de dire qu'un régime éxact, doux et tempérant, les bains de jambe, une diette pendant les premiers jours, des lavemens ordinaires, et des boissons adoucissantes telle que le lait coupé avec partie égale de sureau, de thé, de tilleul, etc. Et s'ils ont faim, leur donner un peu de confiture de gelée, de groseille, d'abricot, etc. leur faire respirer un air salubre, soit en plein air lorsqu'il n'est pas bien frais, soit en renouvellant celui des apartemens qu'ils habitent.

Mais lorsque la fievre est trop forte, et qu'elle est accompagnée de grands maux de tête, avec un pouls plein, qu'il y a assoupissement, il est urgent de saigner promptement et à diverses reprises suivant les circonstances, de recourrir aux bains de jambe, aux lavemens, et de faire boire aux enfans plusieurs fois dans le jour de l'infusion n° ....

Si malgré ces moyens, le mal empire, il n'y a plus à balancer, il faut faire apeler un médecin praticien, et même dévancer ses soins en le faisant venir plutôt que plûtard, si on se trouve à même d'en faire la dépense (car ici je parle principalement pour les gens de campagne qui sont privés des secours de l'art). Alors ils mettent bientôt les malades hors de danger.

Dans les différens cas qui viennent d'être détaillés, il arrive fréquemment que leurs yeux sont autant malades que le corps ; qu'ils sont rouges et enflammés, ou sont affectés d'autres maladies souvent sans aucune aparence, et que si on les néglige, elles deviennent très graves et causent la perte de la vüe, c'est ce que l'on voit assez souvent.

Pour prévenir de si grands maux, il n'y a rien de mieux à faire que de bassiner souvent les yeux et les paupieres avec le colyre n° .... surtout vers les commencemens de la maladie, et si ce moyen est insufisant pour opérer la résolution, et qu'il se forme sur les yeux des pustules, dépôts, etc., on employera notre Opiat Ophtalmique n° .... qui, de concert avec les remèdes internes apropriés et une diète éxacte, rempliront parfaitement l'indication curative.

Nous observons en passant que les narcotiques qu'on emploie communément dans ces circonstances ne sont guères utiles que dans les convulsions, et dans le cas ou les douleurs vives et lancinantes aux yeux arrêtent plusieurs jours chez eux le sommeil.

Les convulsions des enfans dont il vient d'être fait mention qui leur laissent quelquefois le désagrément de la loucherie si l'on n'y remédie à propos, ne doivent pas être confondües avec celles des femmes apelées affections histériques qui pouvent également leur causer la même incommodité.

Les grandes frayeurs, les colères violentes et les autres passions de l'âme déterminent aussi quelquefois cette infirmité, comme aussi la suppression de la sueur, la rentrée des éruptions cutanées, les vers, les apartemens trop chauds ou non aérés, les grandes pertes, les douleurs éxcessives, et toutes les causes qui sont dans le cas d'irriter les parties nerveuses.

Si les supressions de règles ou d'autres évacuations ont donné lieu à ces maladies, elles disparaissent, en les rétablissant. Si elles viennent de l'estomach, elles se guérissent en procurant un vomissement aux malades. Si elles sont produites par les vers, on les fera cesser par l'usage des authelmintiques, par exemple avec la poudre n° ....

Nous n'éxaminerons pas toutes les causes de ces dernières affections apelées *vapeurs*, et que le Peuple connait sous le nom de *la mère*, ni la manière dont elles se forment. Il y a tant de variétés que notre dessin n'est point d'entrer dans tous ces détails, nous nous bornerons à dire qu'elles dépendent d'une infinité de mouvemens dans les nerfs sans causes bien sensibles, et que les symptômes qui en résultent, ne sont pas toujours les mêmes chez tous les sujets. Les avant coureurs de cette maladie sont les évanouissemens que l'on fait passer aisément par l'odeur de quelque fumées puantes, telle que celle du papier, de linge, de laine, etc., que l'on brule.

La sensibilité du genre nerveux étant la cause puissante des vapeurs, on doit surveiller les personnes qui y sont sujettes, car plusieurs en sont victimes, si on ne recourre bien vite aux moyens éfficaces pour en couper le cours, puisque j'en ai connu qui sont devenües sourdes et aveugles par les diverses attaques qu'elles ont eües.

Ainsi la variété de toutes les causes que nous avons éxposées démontre évidemment que la méthode de traiter la maladie dont il s'agit ne doit point être générale, et qu'il faut avoir singulièrement égard à leurs différences pour les combattre avec succès. On doit suivre la même règle dans l'administration des remèdes propres aux yeux lorsqu'ils en sont affectés par suite de ce vice de nerfs.

Nous dirons donc en général que pour faire cesser et guérir les vapeurs qui ont donné lieu au strabisme ou loucherie, il sufit d'employer les remèdes qui fortifient sans produire ni échauffement ni irritation tels que ceux qui ont été prescrits dans le cours de cet ouvrage, d'avoir une vie active, de fuir les apartemens chauds et renfermés, d'en renouveller souvent l'air, d'éviter de coucher dans des lits chaudement bassinés, car rien n'est plus préjudiciable à la santé, et ne provoque plus les vapeurs. Il faut donc s'habituer à ne point chauffer les lits, ou au moins bien peu pour les personnes éxtrémement agées; faire un éxercice régulier chaque jour, et si l'on peut à cheval comme plus avantageux; il faut éviter les contentions d'esprit, respirer le grand air chaque matin, se modérer sur le travail, et avoir de la sobriété en tout. Ce sont les conseils les plus salutaires pour être à l'abri des vapeurs, et même faire disparaître la loiicherie ou l'empêcher de naître.

Article II

Des mouvemens convulsifs des muscles de l'œil

Les convulsions dont nous avons parlé dans l'article précédent, peuvent causer des mouvemens irréguliers des muscles de l'œil. D'autrefois ils naissent sans que ces premieres y ayent aucune part. Ils peuvent aussi dépendre d'un vice particulier des nerfs de cet orgâne, ou être causés par quelques maladies plus graves encore que celles des vapeurs, telles que l'épilepsie, l'hydrophobie, et la folie, etc.

Il est aisé de reconnoitre cette affection oculaire au premier aspect, par les mouvemens des yeux qui sont continuels sans que le malade puisse les arrêter. Si elle n'est que symptomatique, c'est à dire causée par les convulsions les mouvemens musculaires de l'œil se dissipent ordinairement sitôt que les accès de vapeurs sont passés, et il ne reste pour toute impression que l'abattement ou l'égarement des yeux. Nous n'entrerons pas dans la série des divers remèdes qu'éxige cette indisposition, ils sont autant multipliés que les causes qui la procurent, et ce que nous avons conseillé à ce sujet pour les conclusions aux articles précédent peut servir ici de document.

Cependant il arrive quelquefois qu'après les accès de vapeurs souvent réitérés, ils laissent après eux les mouvemens convulsifs aux yeux. Lorsqu'on se trouvera dans ce cas, il est absolument nécessaire de faire agir les anti-spasmodiques tels que le bon quinquina rouge en poudre à la dose de 12 grains mêlé avec autant de racines de grande valériane sauvage également en poudre dont on formera des bols avec sufisante quantité de sirop des cinq racines apéritives. On les fait prendre à jeun et le soir en se couchant, en buvant pardessus une bonne tasse d'infusion de fleurs de tilleul avec un peu de sucre ou de miel si l'on veut. Après 12 à 15 jours de l'usage de ce remède, on donnera au milieu du jour une troisième dose mêlée avec autant de poudre de guttète.

Si après un mois, ces bols ne remplissaient pas les effets qu'on a lieu d'en attendre, on y ajouterait 6 grains de racine de serpentaire de Virginie, et au lieu du sirop prescrit, lui substituer celui de pivoine; mais il faut les faire précéder par de doux laxatifs, des diurétiques, des boissons calmantes. Et en même tems qu'on employera ces moyens, de ne point omettre les topiques convenables aux yeux afin d'arrêter leurs mouvemens convulsifs. Pour cet effet on fera usage matin et soir des douches d'eau à la glace, et au milieu du jour on leur fera prendre des bains locaux dans la même eau à la faveur d'une petite cuvette ou baignoire faite éxprés. Après huit jours on leur fera recevoir matin et soir les fumigations n° .... et au milieu du jour, on y apliquera pardessus les paupieres de petis sachets de glace pilée que le malade conservera pendant 4 ou 5 heures. Après une quinzaine de jours de ces pansemens, si le mal persiste, il faut continuer l'employ de la glace pendant tout le jour, et le soir en se couchant remplacer ce remède par l'aplication de celui du n° .... et ne point négliger les remèdes internes que l'on jugera nécessaires en pareil cas. C'est par un pareil traitement que nous avons réussi à guérir plusieurs maladies de cette nature ; en voici un éxemple.

CXXIV. OBSERVATION. En juillet 1793, une personne domiciliée à Montpellier, agée de 44 ans, vint me consulter et demander mes soins pour la délivrer d'un mouvement convulsif qui lui était survenu peu à peu à l'œil gauche, et qui semblait se propager jusqu'aux paupieres. Après l'avoir interrogée sur cette incommodité qui la gênait à cause d'une tension qu'elle ressentait à cet organe, je pensai qu'elle provenait de diverses attaques de nerfs, auxquelles elle était sujette. Dans cette idée, j'essaiai de l'en débarasser quoiqu'elle fut déja sur son retour d'âge, et qu'elle eut été traitée infructueusement. Voici comment j'y parvins. Je débutai d'abord par dégager les premieres voyes en la purgeant avec la médecine n° .... le lendemain je lui fis prendre le petit lait coupé avec partie égale d'eau à la glace qu'elle but abondamment dans le courant du jour, je lui fis apliquer les sang-sües aux tempes et sur la paupiere supérieure par M. Calvet, son chirurgien. Le surlendemain je lui prescrivis matin et soir des douches d'eau à la glace sur la partie affectée, et au milieu du jour des bains locaux dans la même eau. Ces pansemens furent continués l'éspace de 12 jours, ainsi que le petit lait; alors m'étant déja aperçu d'une légère amélioration, je me déterminai à lui faire apliquer un vessicatoire derrière les oreilles, et le lendemain de l'émétiser pour lui ôter les saburres que sa langue sale m'indiquoit subsister dans l'éstomach. Ce purgatif lui fit beaucoup de bien, et parut même avoir diminué les mouvemens irréguliers de son œil. Alors je la remis à l'usage du petit lait que j'eus le soin de lui faire couper avec une tisanne de squine et de salse pareille. De là je variai les pansemens; ils consisterent le matin en des douches d'eau à la glace mentionnées; vers midi elle recevait les fumigations n° .... et le soir on apliquait pardessus les paupieres fermées un petit sachet rempli des plantes provenant des fumigations qu'on mettait tiedes pendant toute le nuit. A mesure qu'on continuait ce traitement, le mouvement musculaire d cet organe diminuoit sensiblement. Encouragé par ce succès, je repurgeai la malade, le lendemain je la fis passer matin et soir à l'usage des bouillons nº .... et à son diner je lui faisais avaller dans sa premiere cuillers de soupe un sompule de poudre de guttete, et j'en augmentai la dose au bout de 8 jours, en suprimant un des bouillons, et elle prenait en place un gros de cette poudre dans un verre de tisanne de fleurs de sureau et d'orge mêlée avec 15 grains de bon quinquina rouge. Un mois après je fis continuer tout le jour l'aplication de la glace pilée, et la nuit celle des herbes émollientes et résolutives pilées, ensuite je terminai sacure par le seul usage du colyre nº .... dont elle faisait des embrocations de tems en tems dans le jour, et arrivat au bout de mois.

La multiplicité des causes tant aparentes que cachées qui occasionnent les mouvemens convulsifs à cet orgâne, devant être un sujet d'étude pour celui qui est chargé de leur traitement, l'on doit sentir le choix important qu'il faut faire d'un médecin intelligent pour prescrire les moyens curatifs propres à les combattre avec succès.

QUATRIÈME PARTIE

DES MALADIES DES PAUPIERES QUI SE PROPAGENT ET S'UNISSENT AU GLOBE DE L'ŒIL, ET VICE VERSA, DE CELLES-CY QUI SE COMMUNIQUENT AUX PAUPIERES, ET AUX PARTIES CIRCONVOISINES.

Les affections qui surviennent aux paupieres donnent souvent naissance à celles du Globe de l'œil, d'autrefois ce sont celles-cy qui déterminent ces prémieres, Mais elles ne deviennent telles pour l'ordinaire que par un traitement mal entendu, ou bien par la négligence que l'on a eüe de ne pas les avoir soigné à tems, c'est à dire avant qu'elles ne se soient communiquée d'une partie à l'autre. Et pour ne pas les confondre, nous allons en faire l'énumération, et les exposer dans tout leur jour, afin de les désigner éxactement les unes des autres. A cet effet nous en formerons deux sections particulieres. Dans la premiere, il y sera question des maladies des paupieres et des parties qui leur sont contigues qui engendrent celles du Globe de l'œil. Dans la seconde nous nous entretiendrons de ces dernieres qui se communiquent à celles des paupieres. L'une et l'autre section serviront en quelque sorte à une récapitulation générale de la plupart des maladies que nous avons décrites dans le cours de cet ouvrage. Lorsque nous nous serons acquitté de cette derniere tâche, nous aurons sans doute rempli entierement notre but dans le plan que nous nous y sommes imposé.

SECTION I

Des maladies des paupieres qui se communiquent quelquefois au Globe de l'œil

L'on de doit point ignorer que les affections des paupieres unies au globe de l'œil ne soient en assez grand nombre, mais elles ne se forment insensiblement comme nous l'avons avancé que par l'insouciance que l'on a eu à les secourir dans le principe par des remèdes simples qui auraient empèché de se transmettre des paupieres au Globe de l'œil, ou bien encore de les avoir traitées avec impéritie. Nous allons les détailler le plus succintement possible, sans néanmoins reproduire le traitement qui leur conviennent attendu qu'il se trouve répandu dans tout le corps de l'ouvrage.

1º Un simple relachement du sac nasal qui produira un reflux de larmes au travers des points lacrymaux, et occasionnera par leur acrêté une fluxion plus ou moins forte à la conjonctive des paupieres et à celle du globe de l'œil.

2º La détention des larmes dans le sac lacrymal causée par l'éréthisme de son sphincter. Ces larmes s'altérant par leur séjour dans le sac tant par leur changement de couleur que par leur épaississement, et refluant par les points lacrymaux au lieu de passer par le conduit nasal pour venir se jetter entre le Globe de l'œil et les paupieres, intéressera après un certain laps de tems les parties qu'elles toucheront.

3° Un simple engorgement du sac nasal qui aura été négligé, sera aussi la cause puissante du reflux de larmes dans l'intérieur de l'œil qui attaquera directement les membranes externes de cet orgâne et celle des paupieres.

4° Un simple embarras dans le conduit nasal qui forcera les larmes de sortir par les points lacrymaux sans être pour cela altéré, donnera également lieu à des fluxions périodiques aux paupieres et à l'œil.

5° Une distension ou gonflement du sac lacrymal qui sera cause du rejet des larmes au dehors des trous lacrymaux dans l'œil, et par leur acrêté naturelle produira une altération plus ou moins sensible aux parties externes de l'œil et aux tuniques internes des paupieres.

6° Une obstruction plus ou moins grave du conduit nasal, procurant un reflux de larmes qui se sera épaissie par son séjour dans le sac lacrymal sans aucune autre altération dans ces parties, sera également cause des fluxions des paupieres et du Globe de l'œil.

7° Une ulcération dans le conduit lacrymal procurant la sortie d'une matiere plus ou moins louable au travers des points lacrymaux dans l'œil, affecte tôt ou tard la surface externe de cet orgâne et l'intérieur des paupieres.

8° L'obstruction du conduit nasal accompagnée d'ulcération dans le sac lacrymal avec carie à l'os unguis, influera singulierement à déterminer diverses affections graves des paupieres qui se communiquent aux paupieres par la sortie d'une matiere plus ou moins noirâtre à travers l'endroit ou elle s'est faite jour.

9° Un relachement dans les mouvemens vermiculaires des points lacrymaux qui empêchera l'entrée des larmes sortant de la surface du globe de l'œil et des glandes qui entourent cet orgâne d'être pompée avec régularité. Alors forcées de se repandre dans son intérieur et au dehors des paupieres, détériorent l'un ou l'autre, ou tous les deux ensemble comme l'éxpérience l'a démontré.

10º Une petite cicatrice sur le bord de l'un ou de l'autre des points lacrymaux survenue à la suite de la petite vérole ou de quelques maladies de la peau, qui, empêchant le jeu de leurs mammelons, s'oposera à l'entrée des larmes sortant de la surface de l'œil, et des parties environnantes pour aller se jetter dans le sac lacrymal, et de là dans le conduit nasal. Et par ce dérangement, produira diverses incommodités aux paupieres ou au globe de l'œil, ou se communiqueront de l'une à l'autre partie.

11º La cloture des points lacrymaux ayant quelquefois lieu à la suite de la petite vérole ou de quelque dartres survenues aux paupieres, procurera un larmoyement involontaire aux malades qui, en irritant par l'âcrêté naturelle des larmes le Globe de l'œil et les paupieres, causera parfois à l'un et à lautre une altération plus ou moins sensible et grave.

12º Il arrive aussi assez fréquemment que les Glandes qui environnent les paupieres pêchent, soit par sa quantité, soit par la diminution du suc qu'elles doivent fournir pour servir de correctif à l'âcreté des larmes qui transudent continuellement par les porres de la cornée, soit encore par leur altération, et par ces raisons donnent lieu à plusieurs maladies de cet orgâne.

Il peut se faire que les affections que nous venons de décrire, et qui déterminent souvent celles du globe de l'œil et des paupieres en soient point produites par les causes cy-dessus énoncées, mais par d'autres particulieres aux paupieres, telles que les fluxions, les dartres, les pustules, les varices, les ulcères, la galle ou gratelle, etc., et celles-ci causer des éxcroissances de chairs, la conjonction des paupieres soit en partie, soit en totalité, et même encore leur union intime avec le globe de l'œil.

Il arrive encore que ces affections dégénèrent en d'autres beaucoup plus graves, telles qu'une tumeur humorales, en tumeurs enkistées et en tumeurs non enkistées, et ces dernieres souvent produisent le relâchement ou la paralysie des paupieres, leur renversement tantôt en dehors du Globe de l'œil, et tantôt en dedans si l'on a pas eu le soin d'y remédier avec méthode, et d'avoir égard en même temps d'en détruire la cause originaire. Elles peuvent même déjetter le Globe de l'œil hors de son orbite, et causer ainsi la perte totale de cet orgâne. Il y a encore certaines affections des paupieres qui se communiquent aux muscles de l'œil et en dérangent l'harmonie comme nous en avons fait mention d'autre part.

Les causes qui déterminent ces sortes d'affections sont internes ou éxternes. Je ne les retracerai pas ici, m'étant sufisament étendu sur cet objet dans le cours de cet ouvrage, j'engagerai seulement le lecteur à y recourrir au besoin pour se les remettre devant les yeux, et à suivre avec éxactitude le traitement qui a été indiqué. Je vais maintenant parcourrir les maladies du globe de l'œil qui peuvent se communiquer aux paupieres et aux parties environnantes, et c'est ainsi que je terminerai la fin de notre Avis au Peuple sur la conservation de la vüe.

SECTION II

Des maladies du globe de l'œil qui se propagent aux paupières et même aux parties circonvoisines

L'œil par son éxtrême délicatesse se trouve souvent atteint d'une infinité de maux qui se communiquent aux paupieres et aux parties qui les avoisinent, si l'on a pas l'attention la plus scrupuleuse d'y porter des secours à tems; en voici à peu près le détail.

1° La plus commune des affections de cet orgâne est sa rougeur qu'on apele Ophtalmie laquelle étant négligée ou mal traitée s'agrave et s'étendant peu à peu sur sa surface, se communiquent ensuite aux paupieres et altèrent toutes les parties sur lesquelles elle se promène.

2° Les larmes âcres qui découlent sans cesse de l'œil ainsi malade, et s'épanchant du côté du grand angle, détériorent non seulement les petites glandes qui se trouvent parsemées sur le bord de chaque paupiere, mais encore la caroncule lacrymale qui devient quelquefois si enflée que les points lacrymaux se rétrécissent éxtrêmement, et par là ne sont presque plus susceptibles de pomper l'humeur lacrymale.

3° L'irritation que procure l'âcreté de ses larmes peut même produire plusieurs petites éscroissances charnües, ou bien une seule qui la font changer de forme, et lorsque cette derniere éxiste, elle parait au dehors des paupieres lorsqu'elles se forment.

4° Lorsque l'inflammation de l'œil s'est dévelopée avec

plus d'intensité, elle fait augmenter le volume de l'éxcroissance charnüe de la caroncule lacrymale, la fait changer de couleur, et de rouge qu'elle était, parait avec des symptômes du charbon.

5° Il arrive même que, quoiqu'on soit parvenu à la guérison de l'œil, les paupieres et la glande en question, restent très longtemps occupées du mal qui lui a été transmis par l'œil, et il s'y dévelope sur sa surface de petites pustules dont le nombre et la grosseur changent, qui contiennent une humeur qui a beaucoup de raport à celle qui sort des pustules de la galle.

6° Il y a aussi d'autres pustules qui surviennent aux paupières à la suite des affections du Globe de l'œil, dont le nombre et la grosseur changent et qui son remplies d'une humeur qui ressemble à celle des Dartres.

7° A la suite d'une violente inflammation de l'œil, qui se communique à la caroncule lacrymale, il y survient parfois sur cette Glande un abscès qui renferme une matière purulente, et qui porte ses ravages jusqu'à intéresser les paupieres.

8° Lorsque la caroncule lacrymale est abscédée, il nait quelquefois un ulcère qui prend la place de l'abscès, et il en résulte un larmoyment beaucoup plus considérable que dans les cas cy-dessus. J'ai même vu cette glande se détruire et se consumer chez certains sujets de la campagne pour avoir négligé de se faire traiter, les uns faute de moyens pécuniaires, et les autres pour y avoir apliqué des remèdes perfides. De là, il s'en su[illegible] une détérioration aux parties sur lesquelles se repose l'ulcère qui se propage jusqu'aux paupieres.

9° Il arrive néanmoins que les affections du globe de l'œil respectent cette Glande, et se portent seulement sur les paupieres en les unissant ensemble, soit en tout, soit en partie de maniere à ne pouvoir être séparées l'une de l'autre qu'à la faveur de l'instrument.

Cette union ou jonction des paupières devient quelquefois si grave que leur surface interne se colle intimement à celle du globe de l'œil; d'autrefois cette jonction n'existe seulement qu'entre ces deux parties sans aucune altération à leurs bords.

10° Au second période de l'Ophtalmie de l'œil, la rougeur est augmentée, les douleurs sont plus sensibles, les vaisseaux de la conjonctive sont plus dilatés, le sang s'y porte avec plus de violence par raport à la fievre qui se mêle de la partie, et dans cet état des choses, l'Ophtalmie se propage de proche en proche dans toutes les parties environnantes du globe de l'œil, c'est à dire dans la propre substance des paupieres d'un angle à l'autre, et altère même la cornée transparente qui perd déjà de sa diaphanéité. A cette sorte d'ophtalmie se joignent des douleurs vives qui se font ressentir dans toute la capacité de l'orgâne avec un larmoyement continuel et involontaire qui éxcorie même la joue des malades; ajoutons à cela une très grande faiblesse de vue qui empêche de suporter le moindre dégré de lumière.

11° A ce genre d'ophtalmie lorsqu'elle n'est pas traitée comme il convient, succède assez fréquemment des pustules, des phlictenes, d'autre petites tumeurs, etc., et même des taches sur la cornée connües sous le nom de *leucoma nephelium*, ou bien encore un ou plusieurs petits abscès qu'il ne faut pas confondre avec l'hypopion; toutes ces diverses affections ne peuvent donc éxister sans porter atteinte aux parties voisines et même jusques dans le corps des paupieres qui se renversent en dehors ou en dedans.

12° D'autrefois l'Ophtalmie devient si rebelle et si opiniâtre qu'il s'y forme un hypopyon qui, dans le principe, contient une humeur rougeâtre, et devient bientôt blanchâtre si l'on ne s'est occupé à le résoudre par un traitement bien entendu. Parvenu à ce point, la cornée cesse d'être transparente, et la vûe est entierement perdûe. Dans certain cas ce dépôt a seulement son siege entre les feuillets de la cornée, et y laisse après sa guérison des taches plus ou moins épaisses, blanchâtres et plus ou moins étendues. Dans d'autres, l'hypopyon s'établit dans les chambres de l'œil avec tant d'intensité qu'il entraine après lui la supuration des parties internes de cet organe et en procure sa fonte, si l'on y remédie promptement. Les accidens qui accompagnent ce genre de dépôt, sont les douleurs cruelles et insuportables que ressentent les malades, une fièvre aigüe, l'insomnie et un boursouflement si considérable de l'œil et des paupieres avec un volume contre nature du globe qu'il semble déjetté hors de son orbite accompagné d'un renversement total des paupieres. C'est alors le dernier et le plus haut dégré de l'ophtalmie qui a été apelée *chemosis*, et qui est la plus à craindre de toutes les affections de cet organe puisqu'elle entraine ordinairement sa fonte qu'il faut ensuite réparer par un œil artificiel pour en ôter la diformité.

13º Si les cas cy-dessus n'arrivent pas, il y survient d'autres affections mais bien moins graves; ce sont de petits abscès, ulcères, etc., qui, rongeant insensiblement jusqu'à une partie de la sclérotique et le plus souvent la cornée transparente dans tout le trajet qu'ils occupent, font naître d'autres maladies au Globe de l'œil qui détruisent quelque fois la perte de ses fonctions visuelles, et le rendent également très difforme comme nous l'éxpliquerons dans un instant, ce qui ne peut guères avoir lieu sans que les parties qui l'avoisinent ne contractent en quelque sorte le même dégré d'altération, j'éntends les paupieres, et cela par un mauvais traitement que cet organe aura pû subir.

14° Si l'abscès placé sur un des points de la conjonctive de l'œil ne se fait point jour à l'éxtérieur, alors le pus corrode la portion de la sclérotique, et lorsque cette membrane est diminuée d'une partie de son épaisseur, il en résulte une *hernie fausse*, autrement apélé *staphilôme faux*, ce qui se reconnoit aisément par une tumeur plus ou moins circonscrite qui parait sur la surface de la conjonctive, et qui augmente à mesure que la cornée opaque s'amincit. Il arrive même quelquefois que cette tunique se perçe en entier par la corrosion de la matière purulente, et quand cela éxiste, la tumeur en question devient plus volumineuse par la sortie des parties internes qui s'engagent au travers de l'ouverture de la sclérotique, et rend par là l'œil difforme, ce qui procure en même temps une désorganisation dans tout cet organe qui se propage quelquefois aux parties voisines et les détériorent, tellement que les perceptions visuelles sont, ou très faibles ou perdües en tout ou en partie.

15° Dans certaines circonstances ou les cas cy-dessus n'ayent pas lieu, ils peuvent être remplacés par un ou plusieurs petits abscès qui vont se fixer sur un des points de la cornée transparente, et par la matiere puriforme qu'ils renferment, la corrode tantôt en partie, et tantôt en totalité. Si cette tunique n'est qu'en partie rongée, elle forme alors bosse ou tumeur plus ou moins circonscrite que l'on peut également apeler comme dans le cas antécédent *hernie fausse* ou *staphilôme faux* de la cornée qui le plus souvent enlève la vüe aux malades. Si au contraire cette tunique se perce dans toute son épaisseur par la corrosion du pus, il en dérive une ouverture, qui, si elle se trouve assez étendüe, formera une tumeur bien différente à celle du cas précédent que l'on nommera *hernie vraie* ou *staphilôme vrai* qui sera causé par la chûte de l'uvée, et dès lors la tumeur paroitra d'une couleur semblable à l'iris de l'œil sain. Lorsque cet accident a lieu, l'on y voit un étranglement si fortement prononcé que l'Ophtalmie qui en est la cause originaire se dévelope avec plus d'intensité qu'elle n'était précédemment puisqu'il s'ensuit le plus fréquemment la perte de la vüe, et qu'elle étend ses progrès jusques dans la propre substance des paupières, si l'on ne travaille promptement à la réduction de ce genre d'hernie.

16° Si l'abscès de la cornée n'est que d'une très petite étendue, il laissera quelquefois après lui un petit trou fistuleux qui produira un larmoyement involontaire, continuel et abondant au malade par la sortie du fluide aqueux contenu dans les chambres de l'œil, mais encore une diminution plus ou moins sensible dans le volume ordinaire de cet organe avec faiblesse dans la vüe. Bien plus cette humeur aqueuse sortant sans cesse de l'œil plus abondamment que les loix de la nature ne lui prescrivent, il arrive, dis-je, que ne pouvant être suffisamment corrigée par la transudation constante de l'humeur sécrétoire des glandes à laquelle elle est destinée, il en résulte une infinité d'affections aux paupieres et souvent même l'éxcoriation des parties par lesquelles passe le fluide aqueux.

17° Il peut aussi survenir à la suite de cette ouverture fistuleuse, une petite tumeur produite par la chûte d'une portion de la tunique aqueuse qui est bien différente de l'hérnie de l'uvée dont j'ai parlé plus haut, mais elle n'est point aussi dangereuse pour la perte de la vüe; cependant elle éxige un traitement particulier pour sa guérison, car si on l'abandonnait à elle-même, l'œil se détérioreroit peu à peu par une plus forte inflammation qui porterait ses ravages jusqu'au sein des paupieres.

18° Si la fistule de la cornée n'a pas lieu à la suite des

abscès susdits, il arrive que la matière qui a son siège dans les lames ou feillets de cette tunique, s'endurcit, et y forme une protubérance plus ou moins sensible qui la rend entièrement blanchâtre, et forme une tache connüe sous le nom de *leucoma albugo*, qui, n'étant plus susceptible de transuder à cause de l'obstruction de ses porres éxcréteurs, fera naître une grosseur démesurée au globe de l'œil par l'hydropisie de cet organe qui dès lors le désorganise et porte son atteinte aux paupières qui, à mesure qu'il grossit, se détendent à proportion.

19° L'Ophtalmie laisse assez fréquemment après elle un ulcère qui, s'il se montre sur la conjonctive de l'œil, il la détruit ensemble avec l'albuginée, à l'endroit de son siege, et porte ses ravages sur la sclérotique qu'elle corrode et amincit, et par cette perte de substance, il s'y forme une protubérance qui dénature le globe de l'œil, et en affaiblit successivement les perceptions visuelles. Mais le danger est bien plus imminent si la cornée opaque se ronge en entier, parce qu'il peut s'en suivre la sortie d'une portion des membranes internes de l'œil et produire par là un staphilôme bien plus considérable que dans le cas cy-dessus.

20° Dans d'autres circonstances l'ulcère dont il vient d'être question, au lieu de se placer sur la sclérotique se manifeste sur l'une des points de la cornée transparente, et par son séjour ronge une partie de ses feuillets, et le peu qu'il en reste ne pouvant plus résister à la force de l'impulsion de l'humeur aqueuse contenües dans les chambres de l'œil, il en résulte nécessairement une éminence à la cornée qui forme une éspèce de bosse à laquelle j'ai donné dans mes autres ouvrages sur les yeux le nom de *staphilôme faux* comme il a été déja éxpliqué dans l'art. 15e et suivant le lieu qu'il occupe, et son étendüe, prive en partie ou en totalité les malades de la jouissance de la vüe. Et si l'on néglige de traiter convenablement cette affection, l'ulcère étend ses ravages en amincissant de plus en plus la cornée, et peut, tôt ou tard, en se rompant vuider l'œil, ou si cet accident n'a pas lieu, l'ulcère suit sa marche jusqu'au moment où toutes les lames de la coonée sont percées de part en part, et y forme en cet endroit un trou fistuleux comme nous l'avons dit à l'art. 16e et les mêmes éffets s'ensuivent, tels qu'un larmoyement abondant et continuel, et qui, par l'âcreté des larmes, blesse et interesse toute la surface de l'œil, mais encore les parties environnantes et même les paupieres. Lorsque cette ouverture fistuleuse est plus conséquente, elle cause une autre maladie à cet orgâne, c'est à dire, la sortie d'une portion de la tunique aqueuse qui forme alors une *hernie vrai* ou staphilôme vrai, ou bien encore celle de l'uvée comme nous l'avons désigné ailleurs. Et comme en pareil cas, il y a un étranglement à l'endroit de la chûte de ses membranes, l'ophtalmie qui avait déja en partie cédée par la formation du trou fistuleux, se renouvelle avec plus d'intensité qu'au paravant, et se propage jusqu'à intéresser les paupieres si l'on n'y remédie éfficacement.

21o Une maladie bien plus facheuse encore que les précédentes qui survient à l'œil, c'est son volume tellement augmenté, qu'il est forçé de se déjetter hors de l'orbite et de produire une distension très considérable à la paupiere supérieure, et en même tems le renversement de l'interieure. Les parties de cet orgâne se trouvant par là dans une désorganisation complette, et n'étant plus susceptible de reprendre leur ascendant naturel lorsque ce mal est porté à son dernier période, il n'y a plus d'autre parti à prendre que d'en faire l'éxtirpation partielle s'il ne tient pas du carcinôme, mais pour peu qu'on jugeât qu'il soit de ce caractere, l'éxtirpation totale du globe est alors indispensable non seulement pour en mettre à l'abri les paupieres, mais encore pour leur faire reprendre leur attitude ordinaire. Il arrive même parfois que les paupieres contractent le même mal, et que l'on est forcé d'en venir à un pareil procédé pour en arrêter les suites encore plus facheuses. Quoique cette affection ne paraisse pas commune, et qu'il soit quelque fois très difficile d'en assigner la véritable cause surtout quand les malades jouissent ou semblent jouir de la meilleure santé, il y a lieu de croire alors qu'elle se trouve cachée dans les replis de la nature, c'est à dire dans l'organisation de ces êtres malheureux, et que tenant sans doute à un vice scrophuleux, scorbutique ou vénérien, etc., cette cruelle incommodité ne se dévelope que fort tard chez les uns et plutot chez les autres. Et qu'en pareille hypothése on doit être tres attentif a administrer aux malades les remédes propres à détruire ces virus comme ils ont été éxpliqués dans le cours de cet ouvrage, et à s'y prendre dés les premiers symptômes qui commençent à se manifester ou à se faire sentir, par la on pourra en couper le cours et garantir l'œil de la perte de ses fonctions.

22° D'autrefois la grosseur demesurée du globe de l'œil peut arriver et se déjetter forçément hors de son orbite comme dans le cas précédent sans neanmoins que cet orgâne soit altéré par lui-même d'aucun vice interne, et produire le même dérangement, mais bien par la présence seule d'une éxcroissance de chair qui se place entre lui et l'orbite, et si en pareille occasion on a le soin d'en faire adroitement l'éxtirpation des qu'on s'aperçoit de sa pression sur le globe, et avant même que les perceptions visuelles n'en soient diminuées, on préviendra assurément de plus grands désordres, et l'œil se remettra aussitôt dans son assiette ordinaire.

Enfin en terminant cet ouvrage, nous observerons que la plupart des maladies que nous venons d'éxposer dans cette derniere partie n'arrivent pour l'ordinaire comme nous l'avons déja dit que par un mauvais traitement, ou bien par le retard que l'on a mis à le faire avec méthode dans leur principe, et en suivant éxactement les préceptes que nous y avons émis, on sera certain de parvenir à la curation de celles qui en seront susceptibles, et d'arrêter le cours des autres qui seront ou compliquées ou considérées d'un mauvais caractère.

TABLE DES MATIÈRES

TROISIÈME PARTIE

Des maladies du globe de l'œil

QUATRIÈME PARTIE

Des maladies des paupières qui se propagent et s'unissent au globe de l'œil et vice-versa de celles-cy qui se communiquent aux paupières et aux parties circonvoisines.

SERMENT

En présence des Maîtres de cette École, de mes chers Condisciples et devant l'effigie d'Hippocrate, je promets et je jure, au nom de l'Être Suprême, d'être fidèle aux lois de l'honneur et de la probité dans l'exercice de la Médecine. Je donnerai mes soins gratuits à l'indigent et n'exigerai jamais un salaire au-dessus de mon travail. Admis dans l'intérieur des maisons, mes yeux ne verront pas ce qui s'y passe ; ma langue taira les secrets qui me seront confiés et mon état ne servira pas à corrompre les mœurs ni à favoriser le crime.

Respectueux et reconnaissant envers mes Maîtres, je rendrai à leurs enfants l'instruction que j'ai reçue de leurs pères.

Que les hommes m'accordent leur estime si je suis fidèle à mes promesses.

Que je sois couvert d'opprobre et méprisé de mes confrères si j'y manque.

www.ingramcontent.com/pod-product-compliance
Ingram Content Group UK Ltd.
Pitfield, Milton Keynes, MK11 3LW, UK
UKHW020208250726
13967UKWH00003B/1350